第17改正日本薬局方参考情報新規収載

微生物迅速試験法

バイオ医薬品等の品質管理のための実践ガイド

監修 佐々木 次雄
編集 一般財団法人 医薬品医療機器レギュラトリーサイエンス財団

じほう

発刊にあたって

　この度，医薬品医療機器レギュラトリーサイエンス誌（一般財団法人　医薬品医療機器レギュラトリーサイエンス財団機関誌）で連載されました「バイオ医薬品等の品質管理のための迅速微生物試験法シリーズ」が，じほうより書籍として発行されることになりました．

　食品製造や医療診断領域では，迅速微生物試験法は一般化しております．近年，製薬領域においても米国FDAが提唱したPAT（Process Analytical Technology）を受け，製造プロセスのモニタリング，分析および管理によって，プロセス性能および製品品質を最適化するためのプロセスに関心が寄せられています．迅速微生物試験法もPATの一環であり，導入検討が加速化しております．

　国内外ともに多くの迅速微生物試験装置が開発されておりますが，本書で示しております装置はそのごく一部です．これら装置の中には，厚生労働省医薬食品局監視指導・麻薬対策課長通知「医薬品・医薬部外品製造販売業者等におけるコンピュータ化システム適正管理ガイドライン」（薬食監麻発1021第11号，平成22年10月21日）に十分に対応できていないものもあろうかと思われます．コンピュータ化システムバリデーション（CSV：Computerized System Validation）は，法的にも重要な要件ではありますが，開発途上にある迅速微生物試験装置にあまり厳しいCSVを求めますと高額な装置になり，開発並びに普及が難しくなります．装置としての「システム適合性」と当該装置からアウトプットされるデータの完全性を保証するだけで十分と考えます．

　第1章冒頭で「30年後，私はこの世にはいませんが，競馬予想とは違い，確実に予想できることは，現在日本薬局方に収載されている微生物試験法の多くが非培養法（迅速微生物試験法）に切り替わっているか，廃止されているということです．」と記しました．一世紀以上にわたり培養法を中心としてきたクラシカルな微生物試験法に代わりうる優れた迅速微生物装置の開発がより一層推進されることを切に願うとともに，本書が医薬品の製造および品質管理業務に携わっておられる関係各位のお役にたてますことを願っております．

　本書発行にご協力をいただきました一般財団法人　医薬品医療機器レギュラトリーサイエンス財団の秋山典子氏，ならびにじほうの橋都なほみ氏には深謝申し上げます．

平成28年8月

監修者　佐々木次雄

CONTENTS

第1章　薬局方における微生物迅速試験法 ... 1

1　微生物迅速試験法　総論 ... 2
1　廃止試験の代表例は無菌試験 ... 2
2　迅速無菌試験法 ... 4
3　非培養法への移行試験 ... 5
　3.1　マイコプラズマ否定試験 ... 5
　3.2　製薬用水のバイオバーデン管理 ... 5
　3.3　欧州薬局方（EP）：製薬用水に微生物迅速試験法の適用を推奨 ... 6
　3.4　環境モニタリング ... 7
　3.5　細菌，真菌の同定法 ... 8
4　その他の試験法への微生物迅速試験法の適用 ... 8

2　日米欧薬局方における微生物迅速試験法の現状 ... 10
1　はじめに ... 10
2　日本薬局方における「微生物迅速試験法」 ... 10
　2.1　直接測定法 ... 11
　2.2　間接測定法 ... 11
　2.3　測定目的による迅速法の分類 ... 13
3　米国薬局方（USP）及び欧州薬局方（EP）における迅速法 ... 13
4　まとめ ... 15

第2章　微生物の迅速検出・同定法 ... 17

1　微生物の迅速検出法（製薬用水）生物粒子計数器 ... 18
1　はじめに ... 18
2　装置概要 ... 18
3　測定原理 ... 19
4　細菌検出性能の確認試験 ... 20
5　逆浸透膜水（RO水）のインラインモニタリング ... 20
6　まとめ ... 23

2　微生物の迅速同定法（16S rDNA解析法，MALDI-TOF MS法） ... 24
1　はじめに ... 24
2　微生物の同定とは ... 25
3　リボソームDNA塩基配列に基づく微生物の同定 ... 25
　3.1　細菌の同定 ... 26

        3.2　菌類の同定 29
        3.3　リボソーム DNA で同定が難しい場合 29
    4　MALDI-TOF MS を利用した微生物の同定法 30
        4.1　MALDI-TOF MS 法における前処理の方法 30
        4.2　MALDI-TOF MS 法における結果の解釈と注意点 31
        4.3　オリジナルデータベース（ユーザーデータ）の活用 31
    5　まとめ 32

3　ウイルス・マイコプラズマ否定試験への適用 35
    1　はじめに 35
    2　リアルタイム PCR 法による標的遺伝子の検出・定量 35
    3　ウイルスの迅速検査法 36
        3.1　核酸増幅法によるウイルス検査系の構築 36
        3.2　再生医療を実施する際の検査対象ウイルス 37
        3.3　ウイルス検査系のバリデーション 37
        3.4　網羅的・迅速ウイルス検査系の構築 37
        3.5　網羅的ウイルス検査によるデータ収集 38
        3.6　ウイルスの迅速定量検査法 39
    4　マイコプラズマの迅速検査法 40
        4.1　日本薬局方参考情報記載のマイコプラズマ否定試験法 40
        4.2　迅速マイコプラズマ否定試験法の開発 41
    5　おわりに 42

第 3 章　無菌試験法への適用 45
    1　Milliflex® Rapid の迅速無菌試験への応用（バイオバーデン試験法への適用を含む）
        46
        1　はじめに 46
        2　Milliflex Rapid 微生物迅速検出システム 46
        3　Milliflex Rapid システムによるバイオバーデン試験の手順 ... 47
        4　無菌試験への応用 49
        5　Milliflex Rapid システムによる迅速無菌試験の方法 50
            5.1　検出時間の検証 50
            5.2　検出限界の検証 52
        6　Milliflex Rapid システムによる迅速無菌試験の導入と限界 .. 52
        7　おわりに 53

    2　バクテアラート 3D Dual-T 54
        1　はじめに 54
        2　原理 54
            2.1　装置 54

2.2　ボトル ……………………………………………………………………………… 55
　　2.3　原理 ………………………………………………………………………………… 55
　3　検証データ …………………………………………………………………………………… 56
　　3.1　バクテアラート 3D LT モジュールに関する工学的(物理的)検証 ………………… 56
　　3.2　バクテアラート 3D Dual-T の検証 ………………………………………………… 57
　　3.3　抗菌薬中和剤入り新培養ボトルに関する検証 ……………………………………… 58
　　3.4　Limit Of Detection (LOD) の検証 …………………………………………………… 60
　4　他の迅速法と組み合わせた応用 …………………………………………………………… 62
　　4.1　材料及び方法 ………………………………………………………………………… 62
　　4.2　結果 …………………………………………………………………………………… 63
　5　まとめ ………………………………………………………………………………………… 63

第4章　環境モニタリングへの適用 ……………………………………………………… 65

1　微生物の迅速検出法(環境細菌・真菌)　IMD-A™ 法 …………………………………… 66
　1　はじめに ……………………………………………………………………………………… 66
　2　IMD-A 方式の測定原理と構成 ……………………………………………………………… 66
　　2.1　測定原理 ……………………………………………………………………………… 66
　　2.2　構成 …………………………………………………………………………………… 67
　　2.3　機器構成 ……………………………………………………………………………… 68
　3　適用例 ………………………………………………………………………………………… 68
　　3.1　無菌医薬品の充填部分の環境モニタリング事例 …………………………………… 68
　　3.2　細胞培養加工施設でのクリーンベンチ内環境モニタリング事例 ………………… 69
　4　IMD-A 方式のメリット／デメリット ……………………………………………………… 69
　5　IMD-A 方式での評価にあたって …………………………………………………………… 70

2　微生物の迅速試験法(環境細菌・真菌，製薬用水) ATPZERO1 法
　　―バイオメイテクターによる新しい微生物管理手法 ………………………………… 72
　1　はじめに ……………………………………………………………………………………… 72
　2　現行の培養法の課題と微生物迅速試験法(新技術)適用のメリット …………………… 72
　3　ATPZERO1 法とバイオメイテクター ……………………………………………………… 73
　4　バイオメイテクターの運用方法 …………………………………………………………… 75
　　4.1　ATPZERO1 微生物管理手法の概要と目的 ………………………………………… 75
　　4.2　ATP 確率分布モデル ………………………………………………………………… 75
　　4.3　ATP 管理基準値の設定方法 ………………………………………………………… 76
　　4.4　ATPZERO1 微生物管理手法の運用手順 …………………………………………… 76
　5　バイオメイテクターの適用事例 …………………………………………………………… 77
　　5.1　非無菌経口製剤の製薬用水(精製水)の水質モニタリング ………………………… 77
　　5.2　非無菌経口剤製造エリアの環境モニタリング ……………………………………… 84
　　5.3　適用事例のまとめ …………………………………………………………………… 87
　6　ATPZERO1 法の考慮すべき点と応用分野 ………………………………………………… 88

	6.1 考慮すべき点	88
	6.2 応用分野	88
	6.3 応用分野の一例	89
7	まとめ	91

第5章 微生物迅速試験法の現状と今後 ... 93

1 微生物迅速試験法適用時のバリデーション ... 94
- 1 はじめに ... 94
- 2 微生物迅速試験法と従来の微生物試験法の違い ... 95
  - 2.1 検出原理の違い ... 95
  - 2.2 サンプル中の微生物の多様性 ... 95
  - 2.3 異なる試験法間の相関 ... 95
- 3 適用すべき微生物迅速試験法 ... 96
- 4 微生物迅速試験法のバリデーション ... 96
  - 4.1 導入目的の整理 ... 97
  - 4.2 導入候補機器の特徴把握・リスク抽出 ... 97
  - 4.3 ユーザー要求とリスクの整理 ... 101
  - 4.4 ユーザー要求仕様書(URS)の作成　管理戦略としてのバリデーション ... 101
  - 4.5 バリデーションごとの事例 ... 103
  - 4.6 日局17のバリデーション ... 104
- 5 あとがき ... 105

2 ドイツ細菌学から微生物迅速試験法の時代へ ... 106
- 1 はじめに ... 106
- 2 現在は？ ... 108
- 3 無菌試験法 ... 108
  - 3.1 迅速無菌試験法のバリデーション方法 ... 110
- 4 製薬用水 ... 110
- 5 環境モニタリング ... 111
- 6 細菌・真菌の同定法 ... 112
- 7 ウイルス・マイコプラズマ否定試験への適用 ... 112

資料編 ... 115

再生医療等製品の微生物管理試験 ... 116
- 1 無菌試験法 ... 117
- 2 マイコプラズマ否定試験 ... 123
- 3 結論として ... 130

資料1　EP 5.1.6. 微生物学的品質の管理のための代替法 ... 136
資料2　EP 2.6.27. 細胞基材製品の微生物管理 ... 137

資料3　21 CFR Part 610, Section 610.12 Sterility ……………………………… 142
　　資料4　「再生医療等製品（ヒト細胞加工製品）の品質，非臨床安全性試験及び臨床試験
　　　　　の実施に関する技術的ガイダンス」………………………………………… 144
　　資料5　日本薬局方参考情報 ………………………………………………………… 146

引用資料 …………………………………………………………………………………… 155
索引 ……………………………………………………………………………………… 156

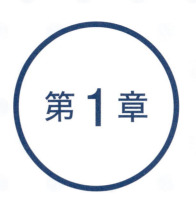

第1章

薬局方における微生物迅速試験法

| 1 | 微生物迅速試験法　総論 ······························· 2 |
| 2 | 日米欧薬局方における微生物迅速試験法の現状 ········ 10 |

第1章　薬局方における微生物迅速試験法

1　微生物迅速試験法　総論

　30年後，私はこの世にはいませんが，競馬予想とは違い，確実に予想できることは，現在日本薬局方に収載されている微生物試験法の多くが非培養法（迅速微生物試験法）に切り替わっているか，廃止されているということです．今後，製薬企業は各種資源の省略化に努めなければなりません．例えば，大量の注射用水を蒸留法で製しているのを膜法に切換え，二酸化炭素の排出削減も必要でしょうし，何よりも人的作業の自動化に努めることが必要です．自動化＝コンピュータ化システムと考えがちですが，もっとシンプルなところで，現行微生物試験法の簡略化（迅速化）は是非とも必要です．

　そこで，「迅速微生物試験法」の現状を各分野の第一人者に紹介していただくことにしました（表1）．日本では製造承認書の「規格及び試験法」に該当する試験法に迅速微生物試験法を適用する場合には，「規格及び試験法」の一部変更（一変）届けが必要です．「規格及び試験法」に該当しない工程管理試験等の場合は，一部変更届けは必要ありませんが，GMP査察の際に当該迅速微生物試験法の科学的妥当性の説明は求められますので，迅速微生物試験法を採用した際にはそれなりに説明データは必要です．製薬企業におかれましては，本シリーズの内容を参考に，迅速微生物試験法の積極的な採用をご検討いただければと思います．

1　廃止試験の代表例は無菌試験

　第十五改正日本薬局方（日局15）の製剤通則第6項に「製造工程のバリデーション及び適切な工程管理とその記録の照査により，高度な水準での無菌性が恒常的に保証される場合には，出荷時の試験において，無菌試験を省略することができる」との記載があったが，日局16で削除された．筆者は，本要件は非常に重要なことを示しており，削除に反対したが受け入れられなかった．本要件は，無菌操作法で製した無菌製剤も"高度な水準での無菌性が恒常的に保証される場合には，出荷時の試験において，無菌試験を省略することができる"ことを示したものである．最終滅菌法適用製剤の場合は，パラメトリックリリースを可及的速やかに適用することが重要であり，無菌操作法で製した医薬品に対して無菌試験を省略できる規制根拠として本要件は必要と思われたが，日局通則第13項にある「製造工程のバリデーション及び適切な工程管理と品質管理の試験検査に関する記録により，その品質が日本薬局方に適合することが恒常的に保証される場合には，出荷時の検査などにおいて，必要に応じて各条の規格の一部について試験を省略できる．」で対応可能であるとのことであった．確かに本項の読み方如何によっては対応可能である．

　点眼剤のような多回使用製剤に適用される保存効力試験法には，「保存効力試験は，一般に製剤の処方設計段階や定期的な保存効力の検証などに適用され，ロットの出荷判定試験としては行わないが，製剤自体の抗菌作用又は製剤に添加された保存剤の効果は，製剤の有効期間にわたって

表1 微生物迅速試験法の内容と執筆者

章			内容	執筆者(所属)
第1章	薬局方における微生物迅速試験法	1	迅速微生物試験法 総論	佐々木 次雄 (武蔵野大学薬学部)
		2	日米欧薬局方における微生物迅速試験法の現状	山口 進康 (大阪府立公衆衛生研究所)
第2章	微生物の迅速検出・同定法	1	微生物の迅速検出法(製薬用水)生物粒子計数器	水上 敬 (リオン株式会社)
		2	微生物の迅速同定法 (16S rDNA解析法, MALDI-TOF MS法)	半田 豊 (株式会社シーエーエフラボラトリーズ)
		3	ウイルス・マイコプラズマ否定試験への適用	清水 則夫 (東京医科歯科大学)
第3章	無菌試験法への適用	1	Milliflex® Rapidの迅速無菌試験への応用 (バイオバーデン試験法への適用を含む)	小林 央子 (メルク株式会社)
		2	バクテアラート 3D Dual-T	関口 幸恵 (シスメックス・ビオメリュー株式会社)
第4章	環境モニタリングへの適用	1	微生物の迅速検出法(環境細菌・真菌) IMD-A™法	澤田 周二, 山﨑信介 (アズビル株式会社)
		2	微生物の迅速試験法(環境細菌・真菌,製薬用水)ATPZERO1法	池松 靖人(責任著者),野口 美也子,木村 亮,及川 遼太,後藤田 龍介 (株式会社日立プラントサービスなど)
第5章	微生物迅速試験法の現状と今後	1	微生物迅速試験法適用時のバリデーション	萩原 鶴二 (塩野義製薬株式会社)
		2	ドイツ細菌学から微生物迅速試験法の時代へ	佐々木 次雄 (武蔵野大学薬学部)

表2 某点眼剤メーカーの製造例

防腐剤として塩化ベンザルコニウムを 0.005%含有した点眼剤をアイソレータ内で充填し,6か月ごとに培地充填試験を実施しており,これまで培地充填試験で汚染が認められたことはない.

検証しなければならない」とある.点眼剤は無菌製剤ではあるが,開封後の汚染抑制は保存剤(防腐剤)の効力に頼っている.表2のように製されている点眼剤について無菌試験を適用する意味があるのだろうか?本事例のように高度な水準での無菌性が保証されており,かつ保存剤が添加されている製剤に無菌試験を適用する科学的意味が見いだせない.数年後にはこのような製剤には無菌試験は適用されなくなっていると思われるが,それまでの間は迅速無菌試験法を積極的に採用することをお勧めする.

　賢明な読者は,"無菌試験の感度"を十分に理解されておられると思うが,筆者の幼稚な説明をご容赦いただきたい.あるロット製品の汚染率を1%と仮定する(図1).現在の製法では,1%もの高い汚染ロットを意図的に作り出すこともできないが,話を簡単にするために1%とする.この中から無作為に無菌試験用検体を20本抜き出したとする.その場合,20本の抜き取り検体中に汚染容器が入り込む確率は式1より18%である.別のいい方をすると1%もの高い汚染ロットにも関わらず,80%以上の確率で無菌試験に適合するということである.抜き取り検体中に汚染容器が入らない限り,いくら努力しても無菌試験で汚染菌を検出できないのに,規制当局者を含む道理のわからない人たちは,培地や培養条件を変えれば汚染菌の検出率は上がると考えがちである.このような考え方は明らかに間違っている.無菌性は製造工程で築き上げるものであり,一定の無菌性保証水準が恒常的に保証できるなら,無菌試験は廃止した方が賢明である.

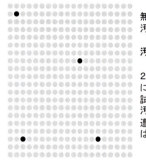

$$P = 1 - (1 - X)^N \qquad \text{(式1)}$$

P = 汚染容器の検出確率
X = ロットの汚染率
N = 無菌試験への供試容器数
X = 0.01 (1%)
N = 20 容器の場合：P = 0.18 (18%)

図1 あるロット製品の汚染率を1％と仮定

2 迅速無菌試験法

アイソレータをはじめ，堅牢なシステムで無菌医薬品を製造している現在，培地充填試験成績からもわかるように，例え汚染が発生しても当該ロットの汚染率は優に0.1％以下である．0.1％の汚染ロットから20本抜き出しても当該抜取検体中に汚染容器が含まれる確率は2％に過ぎない．科学的かつ統計学的には，無菌試験を今すぐに廃止しても良いはずであるが，日本の規制当局者にとってFDA/EMA等に先行して無菌試験を廃止することの決定は難しいことかもしれない．そこで，無菌試験が廃止されるまでの間は，迅速無菌試験法を採用するのが賢明なアプローチであろう．迅速無菌試験法採用条件は，現行無菌試験法と同等以上の汚染菌検出感度を有することである．

「無菌試験」とは，規定された検体又は試料の量について，規定された培地を用い，規定された方法によって試験したとき，検体又は試料に由来すると判断される微生物が検出されるかどうかを調べることである．無菌試験結果に及ぼす要因を表3に示す．ある製造母集団（ロット）が汚染していた場合，無菌試験結果に影響するのは"F1：被験ロットからのサンプリング方法とサンプリング個数"である．PIC/S Guideline Annex 1：無菌医薬品の製造の第127項には，表4の記載がある．

GMP査察対応上はこれらの要件を念頭には入れておかなければならないが，現在の無菌性保証水準から考えて，実質的にはこれらの要因は無視できるといえる．無菌試験用供試検体中に汚染容器がある場合，当該汚染菌の検出力に影響するのは，主に，F3：接種方法，F4：培地の種類，F5：培養温度，F6：培養期間である．これらの要因を考慮しながら，現行無菌試験法と同等以上

表3 無菌試験結果に及ぼす各種要因

$F_o = F1 \times F2 \times F3 \times F4 \times F5 \times F6 \times F7 \times F8$
Fo：無菌試験結果
F1：被験ロットからのサンプリング方法とサンプリング個数
F2：サンプリングした各容器から培地への接種量
F3：接種方法（MF法，直説法）
F4：培地の種類
F5：培養温度
F6：培養期間
F7：供試品の抗菌活性，発育阻止活性等
F8：試験実施者の技術，教育
F9：その他

表4 PIC/S Guideline Annex 1 第127項

無菌試験用サンプルは，バッチ全体を代表するものでなければならない．しかし特に，バッチの中での汚染リスクが高いと思われる部分から採取したサンプルも含めること．すなわち；
  a) 無菌的に充填された製品については，サンプルは充填の開始時と終了時のもの，及びいかなる重大な介在の後のものも含むこと．
  b) 最終滅菌工程による製品は，滅菌機に投入された製品の中の最も温度の低いと思われる位置からサンプルを採取することを考慮すること．

の汚染菌検出感度のある装置を用いた迅速無菌試験法を採用することになる．"同等以上の汚染菌検出感度"ということは，迅速無菌試験法装置が故障した場合には，日局17「無菌試験法」で試験を行うことも可能ということである．ここが，無菌性保証水準に大差のある最終滅菌製品にパラメトリックリリースを適用した場合，パラメータに異常等があっても日局17「無菌試験法」で試験を行って出荷することができない点と異なる．

3 非培養法への移行試験

非培養法へ移行すべき試験法は多い．そのいくつかについて概説する．

3.1 マイコプラズマ否定試験

シードウイルスやセルバンク(MCB, WCB)については，拡大培養中に汚染マイコプラズマが増殖する可能性があるので，これらの樹立時には，培養法を含む可能な限りの否定試験を実施した方が良い．マイコプラズマ汚染が否定されたシードウイルスやセルバンクを用いて製造された再生医療等製品の出荷時やウイルスワクチンやバイオ医薬品の工程管理試験においては，培養法を止め，NAT(PCR)に切り替えるべきである(表5)．

日局17参考情報で改正された「バイオテクノロジー応用医薬品／生物起源由来医薬品の製造に用いる細胞基材に対するマイコプラズマ否定試験」の核酸増幅法(NAT)は，EP(欧州薬局方)のマイコプラズマ試験法[1]に収載されているNATの特異性並びに検出感度を真似たものである．特異性検証菌株として，EPでは9種(*A. laidlawii, M. fermentans, M. hyorhinis, M. orale, M. pneumonia* 又は *M. gallisepticum, M. arginine, M. synoviae, S. citri*)を提示しているが，*M. synoviae* と *S. citri* は特殊な検体の場合に使用するものである．日局では培養細胞から検出されることのある代表的なマイコプラズマ種を7株(*A. laidlawii, M. fermentans, M. hyorhinis, M. orale, M. pneumonia, M. salivarium, M. arginini*)使い，培養法の代替法としてNATを採用する場合には，これらマイコプラズマ種に対する検出限界を10 CFU/mLとしている．

NATでは一定の検出感度でマイコプラズマを否定しており，"ゼロ"の証明ではないが，一般に細胞中にマイコプラズマが汚染しているとNATで十分検出可能な量に増えるので問題ない．

3.2 製薬用水のバイオバーデン管理

日局17参考情報「製薬用水の品質管理」で求めている製薬用水の微生物管理試験を表6に示す．

表5 各種製品に対するマイコプラズマ否定試験法適用段階(例)

製品群	マイコプラズマ否定試験適用段階(例)
再生医療等製品	MCB, WCB, 出荷時
ウイルスワクチン	MCB, WCB, シードウイルス, ろ過前ウイルス浮遊液
バイオ医薬品	MCB, WCB, シードウイルス, 精製工程前(製品ハーベスト濃縮液)

表6 製薬用水の微生物管理試験

	常水	バルク精製水	バルク注射用水
試験法	平板混釈法又はMF法	平板混釈法又はMF法	MF法
培地	R2Aカンテン培地*	R2Aカンテン培地	R2Aカンテン培地
最少試料量	1.0 mL	1.0 mL	100 mL
培養条件	20℃〜25℃(又は30℃〜35℃)で4〜7日間以上培養		
アクションレベル	100 CFU/mL	100 CFU/mL	10 CFU/100 mL

* 常水については，標準カンテン培地の使用も可能
MF法：メンブランフィルター法

製薬用水の場合，常水や精製水中に存在する菌は貧栄養菌（一般にグラム陰性菌）が多いこともあり，R2Aカンテン培地が用いられている．熱水ループで循環している注射用水の場合，グラム陰性菌が混入しても死滅してしまうので，ユースポイントにおいて菌が検出されることはほとんどない．

日局17参考情報「製薬用水の品質管理」には，サンプリング要件として「製薬用水システムが良好な管理下にあり，要求される品質の製薬用水が連続的に製造できていることを保証するためには，適切な頻度でモニタリングを行う必要がある．試験用サンプルは，製造工程及び供給システム内の適切な場所より採取するが，製薬用水システムの稼働状況が反映されるようなサンプリングポイントを選択する必要がある．なお，サンプリングポイント付近における微生物学的管理の方策は，それぞれの周辺状況に応じて適切に定める．サンプリングの頻度は，製薬用水システムのバリデーションデータに基づいて適切に定める．」とある．以前は各ユースポイントで週に1回は微生物のモニタリングをすることを求めていたが，現在のように堅牢なシステムを用い，80℃以上の熱ループで給水し，かつユースポイントを熱水で定期的にフラッシングしている場合，ユースポイントで菌が検出されることはほとんどないので，モニタリング頻度は軽減しても良い．製薬用水システムの各ユースポイントからの採取水については培養法よりは，迅速測定法によるトレンドを重視し，逸脱発生の傾向出現を培養法による結果が出る前に把握する方が賢明である．

3.3 欧州薬局方（EP）：製薬用水に迅速微生物試験法の適用を推奨

欧州薬局方（EP）の注射用水（WFI）モノグラフには，製法として蒸留法のみが記されているが，2015年4月発行のPharmeuropa[2]に *Water for Injections (0169)* の改正案が掲載された（表7）．改正案では，蒸留法又はRO法のいずれかでWFIを製造できるようになった．RO法を採用する際には，脱イオン及び／又はUF法のような適切な技術との組み合わせにより，一段又は二段ROの採用が可能としている．Pharmeuropa 27.2 "Useful Information"には，改正の説明資料[3]が掲載されている．

本説明資料には，RO法を用いるにあたって考慮すべき点をいくつか挙げており，その中に「Increased use of rapid microbial enumeration and identification techniques are considered as potentially powerful tools to reduce the time to result and allow for more rapid implementation of preventive/curative measures. 迅速な微生物の計測法と同定法の使用が増加すると，結果を得るための時間短縮，並びに予防／是正措置をより迅速に実行させるための強力なツールとなりうる

表7 注射用水モノグラフの改正案（バルク水）

- PRODUCTION
- Water for injections in bulk is obtained from water that complies with the regulations on water intended for human consumption laid down by the competent authority or from purified water.
- It is produced either:
  - by distillation in an apparatus of which the parts in contact with the water are of neutral glass, quartz or a suitable metal and which is fitted with an effective device to prevent the entrainment of droplets; ~~The correct maintenance of the apparatus is essential.~~ the first portion of the distillate obtained when the apparatus begins to function is discarded and the distillate is collected; or
  - by reverse osmosis, which may be single-pass or double-pass, coupled with other suitable techniques such as deionization and/or ultrafiltration.
- Correct operation monitoring and maintenance of the system are essential.
- In order to ensure the appropriate quality of the water, validated procedures, in-process monitoring of the electrical conductivity, and regular total organic carbon and microbial monitoring are applied.

表8 日局：環境微生物の許容基準（作業時）[7]

グレード[※1]	空中微生物		表面付着微生物	
	浮遊菌 (CFU/m³)	落下菌[※2] (CFU/プレート)	コンタクトプレート (CFU/24~30cm²)	手袋 (CFU/5 指)
A	<1	<1	<1	<1
B	10	5	5	5
C	100	50	25	—
D	200	100	50	—

※1 許容基準は平均値評価とする．
※2 プレート1枚あたりの測定時間は，最大4時間までとし，作業時間を通して測定を行う．

表9 推奨される汚染回収率（%）[8]

クラス	空気吸引法(%)	落下菌法，直径9cmシャーレ，4時間(%)	コンタクトプレート，又はスワブ(%)	グローブ又は無塵衣(%)
Isolator/Closed RABS (ISO 5 or Better)	<0.1	<0.1	<0.1	<0.1
ISO 5	<1	<1	<1	<1
ISO 6	<3	<3	<3	<3
ISO 7	<5	<5	<5	<5
ISO 8	<10	<10	<10	<10

と考えられる」とある．本記載よりもわかるように，製薬用水には迅速微生物試験の適用が望まれている．本改正ドラフトに対して寄せられたパブリックコメント（提出期限：2015年6月30日）を精査した結果，2016年3月15〜16日に開催された第154回欧州薬局方委員会で本改正案通りの内容で採用されることになった．改正 *Water for Injections* (*0169*) は2016年10月発行のPh. Eur.Supplement 9.1 に収載され，2017年4月1日から施行される．EPがWFI製造に膜法を導入することにより，現在，EU-GMP/GDP Inspectors Working GroupとPIC/S Committeeが共同で改正作業中である Annex 1（無菌医薬品の製造）[4]にWFI製造要件を組み入れる予定である．

筆者は，十分に検討した製薬用水システムを構築すれば膜法（RO, UF）で製した水でも蒸留法で製した水と同等以上の水質を確保でき，とりわけエネルギー面や排出炭酸ガス規制面からは環境にも優しいので，WFI製造に膜法を積極的に採用すべきと主張してきただけに，今回のEPのWFI製法に膜法が採用されることを嬉しく思っている[5]．日本では1988年に日局11追補の注射用水の製法に「超ろ過法」が収載されており，長い使用実績を有している．WFI製法における膜法の歴史や品質管理実績について興味ある方は筆者が監修している書籍[6]を参照されたい．

3.4 環境モニタリング

環境モニタリングに関する許容基準値は日局（表8）とUSP<1116>（表9）では異なる．日局の許容基準値は，WHO-GMP, EU-GMP, PIC/S-GMP等と同じである．一方，USP<1116>では菌数ではなく，汚染回収率で示している．USP<1116>では同じISO 5でも人が介在するクリーンルームと，人の介在できないアイソレータやRABSでは，汚染回収率が10倍異なっている．すなわち，人が最大の汚染源であり，人が介在する以上はグレードA区域において1〜5

表10 アイソレータ，RABS，クリーンルームで実施した培地充填試験成績[9]

ライン	汚染容器数(%)	充填容器数	実施回数	1回の充填容器数
カテゴリー1 アイソレータ	0 (0)	65,000	13	5,000
カテゴリー2 RABS(参考)	0 (0)	351,000	13	27,000
カテゴリー3 従来型無菌室	2 (0.003)	60,000	12	5,000

表 11 アイソレータ，RABS，クリーンルームで実施した環境モニタリング成績[9]

ライン	Grade A		Grade B		Body
	空中浮遊菌	表面付着菌	空中浮遊菌	表面付着菌	手指の付着菌
カテゴリー1 アイソレータ (2年間の結果)	0 % (0/93)	0 % (0/122)	—	—	0 % (0/732)
カテゴリー2 RABS (2年間の結果)	0 % (0/1392)	0 % (0/712)	0.16 % (1/608)	0.20 % (4/1978)	0.11 % (1/900)
カテゴリー3 従来型無菌室 (6か月の結果)	0.66 % (3/458)	1.42 % (5/353)	14.00 % (164/1171)	1.95 % (23/1180)	0.51 % (4/783)

CFU の菌が検出されるのは，ごく普通に起こりうることであるとの認識に立っている．確かにそのことは，片山等(**表 10**，**表 11**)の研究報告でも明らかである．

現在開発されている空中浮遊菌の迅速モニタリング装置は，グレード B 以下では問題なく使用できるが，グレード A に採用する場合，1 CFU<m^3 との規格要件で導入を躊躇しているところが多いと聞いている．グレード A 環境における微生物の迅速モニタリング装置の現状については専門家に解説いただくことにする．

3.5 細菌，真菌の同定法

1990 年代頃までは Bergey's manual を片手に，細菌や真菌の分類は微生物固有の形態や生理・生化学性状，菌体成分の解析等を組み合わせて，分類階級の上位から下位に進めていく表現形質解析が用いられていた．表現形質法での同定の場合，上位での評価(例えば，グラム染色，桿菌や球菌の形態等)を誤るとその後，いくら正確に判定しても山の頂からまったく反対方向に下山するようなもので，目的地からはほど遠い所に行きついてしまった．そのため，属や種レベルの同定指標としては問題が多かった．

1980 年代になって，微生物の系統進化をリボソーム RNA 遺伝子(細菌の場合は，16S rRNA 遺伝子)の塩基配列を指標に解析する研究が進展した．生物の情報の基本単位である遺伝子は，各遺伝子特有の DNA 上の塩基配列からなる．DNA 塩基の変異は，進化過程を経て種分化に影響を及ぼしてきた．したがって，種間の遺伝子に着目し，DNA 塩基配列の相同性を元にした系統分類が可能であり，1980 年代になって細菌の系統進化をリボソーム RNA 遺伝子の塩基配列を使って調べる研究が進化した．その結果，細菌種は 16S rRNA 遺伝子の塩基配列を解読し，それをデータベースと照合することによって，候補菌種を相同性率の高い順に絞り込むことができるようになった[10]．細菌学の知識がなくても一定のレベルで同定候補菌の種を絞り込むことができるのは画期的なことである．また，MALDI-TOF MS(マトリックス支援レーザー脱離イオン化飛行時間型質量分析)によるタンパク質プロファイリングが微生物の同定における新たな革新的ツールとして導入されつつある．これらの技術についても紹介していただく．

4 その他の試験法への微生物迅速試験法の適用

日本 PDA 製薬学会が 2013 年に開催した「第 3 回微生物フォーラム」で，当時 EP の微生物試験法委員会座長であった Hans van Doorne 博士が TV 回線で講演した．その講演によると，EDQM (EP) は，2012 年に代替微生物試験法の適用状況についてアンケートをとったところ，76 社から

回答があった（個別に 8 社からも追加回答があった）．これらの調査結果では，EP の 11 試験法に，非 EP の 4 試験法に迅速微生物試験法を採用していた．その内訳は以下の通りである．

EP 試験への適用

- 無菌試験法（2.6.1）
- 結核菌否定試験法（2.6.2）
- マイコプラズマ否定試験法（2.6.7）
- ウサギ発熱試験法（2.6.8）
- 微生物限度試験法：生菌数試験（2.6.12）
- 微生物限度試験法：特定微生物否定試験（2.6.13）
- エンドトキシン試験法（2.6.14）
- 細胞由来製品の微生物管理（2.6.27）
- 単球活性化試験法（2.6.30）
- 経口用生薬の微生物試験法（2.6.31）
- 保存効力試験法（5.1.3）

非 EP 試験への適用（GMP 関連）

- 微生物の同定法
- 環境モニタリング
- 工程管理
- トラブルシューティング

　EDQM（EP）の調査でも明らかなように，迅速微生物試験法は種々の試験法に採用されている．日本でも積極的に迅速微生物試験法の採用を検討し，微生物試験担当者の業務軽減に努めるべきと考える．本書を通じて迅速微生物試験法に対する読者の関心が高まることを願っている．

文　　献

1) 2.6.7 MYCOPLASMAS
2) Revised draft monograph: *Water for Injections (0169)*, Pharmeuropa 27.2, April 2015.
3) Background document: Reverse osmosis in Ph.Eur.monograph *Water for Injections (0169)*, Pharmeuropa 27.2 "Useful Information", April 2015.
4) PIC/S Guideline Annex 1: Manufacture of sterile medicinal products. EU-GMP Annex 1: Manufacture of sterile medicinal products.
5) Tsuguo Sasaki. Reliability of RO/UF system water as WFI. Expert Workshop H2O, organized by EDQM. 24 March, 2011.
6) 製薬用水の製造管理－GMP の正しい理解のために－．佐々木次雄，岡田敏史監修．じほう．2014．
7) 厚生労働省．無菌医薬品製造区域の環境モニタリング法．第十六改正日本薬局方第一追補．平成 24 年 9 月．
8) USP<1116> MICROBIOLOGICAL CONTROL AND MONITORING OF ASEPTIC PROCESSING ENVIRONMENTS. USP 36, 2013.
9) 片山博仁．日本 PDA 製薬学会無菌製品 GMP 委員会での講演資料．
10) 厚生労働省．遺伝子解析による微生物の迅速同定法．第十六改正日本薬局方．参考情報．平成 23 年 3 月．

［佐々木 次雄］

第1章 薬局方における微生物迅速試験法

2 日米欧薬局方における微生物迅速試験法の現状

1 はじめに

　医薬品製造のグローバル化に伴い，医薬品や医薬品原料の輸出入が世界的に盛んになってきており，その品質保証がますます重要となっている．品質保証にあたっては，試験法の感度や精度に加えて，迅速性が要求される．特に，再生医療等製品や放射性医薬品などの使用期限が短い医薬品に対しては，一般的な医薬品よりも速やかに試験結果を得る必要があり，どのような試験法を適用するべきかが国内外で議論されている．

　微生物迅速検出法は，培養の過程がない，あるいは従来法よりも培養時間が短く，数時間から2,3日以内に結果を得ることができる点を特長とする．また，1980年代以降の環境微生物学分野における研究の進展により，環境中には，通常の条件では培養困難な細菌が高い割合で存在することが明らかになっている．これは医薬品においても同様であり，医薬品製造用水の一種であるイオン交換水中の細菌数を培養法及び新手法で測定した結果，一般的に使用されているSCD培地ではコロニーがまったく検出されなかったのに対し，現行の第十七改正日本薬局方に参考情報「蛍光染色による細菌数の迅速測定法」として記載されているマイクロコロニー法では10^4 cells/100 mL，蛍光活性染色法（CFDA染色法）では10^5 cells/100 mLの生理活性を持つ細菌（生菌）が検出された[1]．したがって，微生物迅速検出法により，従来法よりも高精度に微生物を捉えることが可能である．

　これらの特長から，日本薬局方，また米国薬局方（USP）や欧州薬局方（EP）において，医薬品の微生物試験への迅速法の導入が検討されている．ここでは，第十七改正日本薬局方において新規収載の参考情報「微生物迅速試験法」について解説する．また，2015年3月に米国のRockvilleでUSPが開催したワークショップ[2]をもとに，USPやEPにおける迅速法採用に関する現状についても述べる．

2 日本薬局方における「微生物迅速試験法」

　第十七改正日本薬局方は平成28年4月に施行され[3]，参考情報として，「微生物迅速試験法」が収載された．本参考情報の収載にあたってはパブリックコメントが募集され[4]，その英訳文も公表された[5]．本参考情報では迅速法全般における要点とともに，各手法の原理や特徴，測定装置の例などを記載している．

　迅速法は，菌体を測定対象とする「直接測定法」と，菌体成分や代謝反応を測定対象とする「間接測定法」に分けることができる．以下，各手法について解説する．

2.1 直接測定法

2.1.1 固相サイトメトリー

フィルターなどの担体上に微生物を捕集し，菌体が発するシグナルを直接検出する．シグナルとしては，微生物が発する自家蛍光のほか，適切な蛍光試薬で染色することにより得られる蛍光がある．目的に応じて，全ての細菌や真菌のほか，生理活性を持つ微生物や特定属種の微生物などを選択的に検出できる．測定には，蛍光顕微鏡やレーザースキャニングサイトメーターなどが利用可能であり，担体の全面をスキャンすることにより検出感度を向上できる．

2.1.2 フローサイトメトリー

流路系を通過する菌体が発するシグナルを直接検出する．固相サイトメトリーと同様，微生物が発する自家蛍光のほか，適切な蛍光試薬で染色することにより，全ての微生物，生理活性を持つ微生物，特定属種の微生物など，目的に応じて選択的に検出ができる．測定には，フローサイトメーターなどが利用可能であり，その小型化が進んでいる．

またフローサイトメーターには，特定の菌体だけを捕集するソーティング機能を有するものがある．本機能を用いて，医薬品製造用水中の生菌(エステラーゼ活性を持つ細菌)のみを選択的に捕集し同定することにより，本製造用水の調製過程での優占種がこれまでに分離例のない *alphaproteobacteria* であることを報告している[6]．

2.2 間接測定法

2.2.1 免疫学的方法

検出対象とする微生物の抗原に対する特異的な抗体の反応を検出する．発色反応を利用する免疫クロマトグラフィーでは目視でシグナルを検出可能である．蛍光標識した抗体(蛍光抗体)を反応させた試料に対しては蛍光検出器が利用可能であり，マイクロプレートリーダーを用いることにより，短時間で多くの試料について測定ができる．

2.2.2 核酸増幅法

微生物が持つ核酸(DNAやRNA)を対象として，検出対象とする微生物が持つ特異的な核酸配列を相補的な配列(プライマー)を用いて増幅し，電気泳動で検出する．キャピラリー電気泳動装置やマイクロチップ電気泳動装置を用いることにより，電気泳動の迅速化・省力化が可能である．

また定量的PCRを用いることにより，定量が可能である．更に，ethidium monoazide (EMA)あるいは propidium monoazide (PMA)を用いた生菌数を測定するための定量的PCR法も開発されている[7]．EMAやPMAは生菌の細胞膜を透過せず，死細胞内にのみ透過し，EMAやPMAと結合した死細胞内のDNAはPCR時に増幅されなくなる．この原理を利用して，生菌に由来するDNAを選択的に増幅し定量することにより，生菌数を測定できる．

2.2.3 生物発光法・蛍光法

菌体内の成分を酵素反応による発光や蛍光を利用して検出・測定する方法である．例えば，アデノシン三リン酸(Adenosine triphosphate：ATP)は細胞内のエネルギー伝達物質であり，呼吸の際に産生されることから，菌体内のATPを標的とすることにより，生理活性を持つ微生物を検出することができる．

2.2.4 マイクロコロニー法

コロニー形成初期のマイクロコロニーを，蛍光や発光を利用して検出・計数する．平板培養法と同じ培養条件(培地組成や培養温度など)を利用できる点が特長である．2015年3月に開催され

たUSPのワークショップ[2]においても米国人の参加者より「検出対象が既存の方法と同じコロニーであり，検出系が変わるだけなので，理解しやすい」との意見が述べられている．またマイクロコロニー法と免疫学的方法(蛍光抗体標識法)を併用することにより，特定属種の微生物のうち増殖能を持つものだけを選択的に計数することが可能である[8]．

■2.2.5 インピーダンス法

微生物は増殖の際に培地成分を利用して代謝反応を行う．この際に生じる代謝産物の増加により生じる電気特性(電気伝導度)の変化を，電気計測器でリアルタイムに測定する．

■2.2.6 ガス測定法

微生物の増殖に伴う二酸化炭素の発生や酸素の消費等のガス量の変化を検出・測定する．ガス量を直接測定する他，生じたガスによる培地の呈色反応も利用可能である．

■2.2.7 脂肪酸分析法

細菌や真菌では，属種によって細胞膜に含まれる脂肪酸の種類や組成が異なる．そこで，分離株から脂肪酸を抽出し，その組成をガスクロマトグラフィー等により分析する．データベースと照合することにより，同定が可能である．

■2.2.8 赤外吸収スペクトル測定法

有機化合物に赤外線を照射すると，その有機化合物の分子が振動し，赤外線が吸収される．そこで分離株に赤外線を照射し，その赤外吸収を分析する．赤外吸収スペクトルのパターンをデータベースと照合することにより，同定が可能である．より高感度な測定が可能であるフーリエ変換赤外分光光度計(Fourier-Transform Infrared Spectrometer: FTIR)が広く利用されている．

■2.2.9 質量分析法

分離株に含まれるタンパク質や脂質などをイオン化した後，質量分析計により測定し，データベースと照合することにより，同定を行う．分析にはMALDI-TOF MS(Matrix Assisted Laser Desorption/Ionization- Time of Flight Mass Spectrometry：マトリックス支援レーザー脱離イオン化飛行時間型質量分析計)が広く用いられている．本装置は試料の前処理が容易であることに加え，精製された試料でなくても測定が可能であり，10^5と比較的少ない菌量で測定できるという特長を持つ．MALDI-TOF MSを用いた微生物の同定では，一般的にリボソーム由来のタンパク質が対象とされる．

データベースの充実とともに，微生物同定法として普及しており，臨床微生物学分野では患者分離株の同定などに用いられている．医薬品製造においても，医薬品製造用水等から分離した細菌の同定に用いられている．

■2.2.10 フィンガープリント法

分離株から抽出したDNAを制限酵素で切断し，DNA断片の電気泳動パターンを分析する．データベースと照合することにより，同定が可能である．また，T-RFLP (Terminal Restriction Fragment Length Polymorphism analysis：末端標識制限酵素断片多型分析)法を用いることにより，試料中に存在する微生物の属種と各属種の微生物の量を把握できる(微生物群集構造解析)[9]．

■2.2.11 ハイスループット・シークエンシング

試料中に存在する全微生物の核酸をまとめて抽出し，全ての属種の細菌あるいは真菌が持つ配列を対象とするプライマー（ユニバーサル・プライマー）を用いて核酸を増幅した後，高速シークエンサーを用いて個々の増幅産物の配列を網羅的に解析する．得られた結果をデータベースと照合することにより，微生物群集構造の解析を行う(図1)．一度の解析で数千万以上の配列を解析

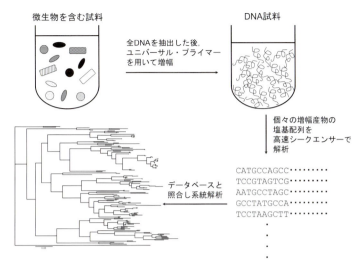

図1 ハイスループット・シークエンシングによる微生物群集構造解析の原理

可能である．なお，各社から様々な原理の高速シークエンサーが発売されており，一度に解析できる配列の数や解析可能な配列の長さに違いがある．

本方法に関しては，現状ではEPやUSPでの記載はなく，日本薬局方のみに記載されている．本方法の特長として，これまでに検出・同定がされていない微生物に対しても，データベースを用いることにより系統分類に関する情報を得ることができるという点が挙げられる．医薬品を汚染する微生物の中には培養困難なものも多く，このような微生物はこれまでに分離されたことがないために，データベースに登録されていない．したがって，解析の結果「unknown」となってしまう．しかしながら，本方法では，リボゾームRNA等の核酸の配列をもとに近縁種の推定が可能である．例として，大気中の細菌の16S rRNA遺伝子の配列を対象として群集構造解析を行った結果を図2に示した[10]．標準培地を用いた培養法ではほぼ*Sphingobacteria*のみが検出されたのに対し，R2A培地では*Bacilli*と*Sphingobacteria*が検出された．一方，培養をせずに直接試料から抽出した核酸を解析した結果では，多様な細菌が検出された．これらの結果は，ハイスループット・シークエンシングにより，試料中の微生物群集の全体像の把握が可能であることを示している．

なお，核酸配列データベースに登録される情報は指数関数的に増加しており，2016年4月8日時点で320万以上の細菌と約11万の真菌のリボソームRNAに関する情報が登録されている[11]．技術の進展とともに受託解析サービスも一般化し，解析に要する費用も大きく下がってきている．

2.3 測定目的による迅速法の分類

上記の各手法は，①微生物の存在を確認するための定性法，②微生物量を測定するための定量法，③同定法，④微生物群集構造解析法に分けることができる．表1に各手法の分類を示す．

3 米国薬局方（USP）及び欧州薬局方（EP）における迅速法

USP及びEPにおいて，迅速法は既存の試験法の代替法（Alternative Microbiological Method）として捉えられている．

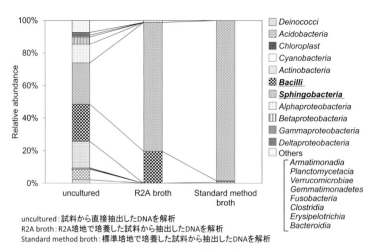

uncultured：試料から直接抽出したDNAを解析
R2A broth：R2A培地で培養した試料から抽出したDNAを解析
Standard method broth：標準培地で培養した試料から抽出したDNAを解析

図2 大気中の細菌群集構造解析の例

表1 測定目的による迅速法の分類

(1) 定性法	(i)	全細菌あるいは全真菌の検出
		間接測定法：核酸増幅法（ユニバーサル・プライマーを用いたPCR法）
	(ii)	生菌の検出
		間接測定法：生物発光法・蛍光法，インピーダンス法，ガス測定法
	(iii)	特定の属種の微生物の検出
		間接測定法：免疫学的方法，核酸増幅法（対象とする微生物に特異的なプライマーを用いたPCR法，LAMP法など）
(2) 定量法	(i)	全細菌数あるいは全真菌数の測定
		直接測定法：固相サイトメトリー及びフローサイトメトリー（核酸や細胞内成分を検出対象として微生物数を測定する）
		間接測定法：核酸増幅法（ユニバーサル・プライマーを用いた定量的PCR法）
	(ii)	生菌数の測定
		直接測定法：固相サイトメトリー及びフローサイトメトリー（蛍光活性染色後に微生物数を測定する）
		間接測定法：核酸増幅法（EMA又はPMA及びユニバーサル・プライマーを用いた定量的PCR法），マイクロコロニー法
	(iii)	特定の属種の微生物数の測定
		直接測定法：固相サイトメトリー及びフローサイトメトリー（蛍光抗体で標識した後に微生物数を測定する）
		間接測定法：核酸増幅法（対象とする微生物に特異的なプライマーを用いた定量的PCR法）
(3) 同定法		間接測定法：脂肪酸分析法，赤外吸収スペクトル測定法，質量分析法，フィンガープリント法
(4) 微生物群集構造解析法		間接測定法：フィンガープリント法（T-RFLP法），ハイスループット・シークエンシング

　EPは迅速法を，①増殖法(Growth-based methods)，②直接測定法(Direct measurement)，③細胞内成分分析法(Cell component analysis)に分類している．増殖法としては，マイクロコロニー法，電気化学的手法（インピーダンス法），ガス測定法，生物発光法，濁度測定法，培地呈色反応法を記載している．直接測定法としては，固相サイトメトリー，フローサイトメトリー，直接落射蛍光フィルター法(Direct epifluorescent filtration technique: DEFT)，自家蛍光検出法を記載している．細胞内成分分析法については，表現型(phenotype)を対象とする手法として免疫学的方法，脂肪酸分析法，赤外吸収スペクトル測定法，質量分析法，生化学試験法を，遺伝子を対象とする手法としてダイレクト・ハイブリダイゼーション法，核酸増幅法，フィンガープリント法を記載している．

　これらの手法の多くは第十七改正日本薬局方収載の参考情報「微生物迅速試験法」にも記載され

ているが，濁度測定法，生化学試験法，ダイレクト・ハイブリダイゼーション法は「微生物迅速試験法」には記載されていない．濁度測定法は他の方法に比べて結果を得るまでに時間を要する場合が多く，分離株の同定法としての生化学試験法及びダイレクト・ハイブリダイゼーション法は，より簡便かつ高精度な方法に置き換えられようとしている．

USP及びEPにおいては，迅速法を代替法として捉えているため，従来法と比較して同等か同等以上であることを示さなければならない．一方，2015年3月に開催されたUSPのワークショップ[2]においては，米国の発表者から「既存の方法の限度値が論理的に定められたのか？科学的に問題はないのか？」とのコメントがあった．

また代替法であるためにバリデーションが重要となっており，バリデーションのポイントも記載されているが，USPのワークショップ[2]では米国人参加者から，その妥当性について疑問視する意見も出されていた．発表者のスライドには「代替法のバリデーションについて意見があるが，既存の方法がどのようにバリデートされているのか？」，「代替法が損傷菌を検出できるかが問題にされることがあるが，既存の方法が損傷菌や増殖の遅い細菌を検出できているのか？」等の記載があった．なお，日局参考情報「微生物迅速試験法」においては，「試験方法のバリデーションに当たっては，測定対象が細菌数・細菌量測定の指標となる科学的根拠を明らかにし，従来法と比較して優位な点と共に，利用に当たって考慮すべき点についても明らかとすることが望ましい．また標準菌株を用いたバリデーションの結果は，従来法がある場合は従来法と比較し同等以上であるべきだが，測定原理が異なることより必ずしも相関関係を求める必要はない」と記載されている．本記載に対しては，米国の参加者から賛同の意見が述べられるとともに，「いかにして科学的根拠を示すのか？」との質問がされた．今後の議論が必要ではあるが，学術誌に掲載された論文を活用することにより，科学的根拠を示すことが可能であると考えられている．

いずれにしても，「培養法はGolden Standardではない」との認識は深まってきており，迅速法を用いた自動システムの開発・普及とともに，医薬品及び製造環境の微生物管理における標準法になるものと考えられる．

4 まとめ

迅速法は製薬用水の品質管理，医薬品製造区域の微生物評価，微生物限度試験，保存効力試験，原材料受入試験などに応用可能であると考えられる．無菌試験に関しては，現行の「培養可能な微生物数が0であることを示す」のではなく，科学的根拠に基づいた無菌性を保証するために使用可能であると考えられる．更に，迅速かつ高精度に結果を得ることができることから，医薬品製造において発生する様々な微生物トラブルの早期解決（trouble shooting）に有用であると考えられる．

文　献

1) Kawai, M.; Yamaguchi, N.; Nasu, M. Rapid enumeration of physiologically active bacteria in purified water used in the pharmaceutical manufacturing process. *J. Appl. Microbiol.* 1999, 86(3), p.496-504.
2) Alternative Microbiological Methods: A Workshop on Current Status and Future Directions of Compendial Standards. March 16-17, 2015. USP Headquarters, Rockville, MD, USA.

3) 厚生労働省．第十七改正日本薬局方．http://www.mhlw.go.jp/stf/seisakunitsuite/bunya/0000066530html,（accessed 2016-04-08）．
4) 微生物迅速法．日本薬局方フォーラム．2015, 23(3), p.321-322.
5) Rapid Microbial Methods. *Japanese Pharmacopoeial Forum.* 2015, 24(2), p. 405-407.
6) Kawai, M.; Matsutera, E.; Kanda, H.; Yamaguchi, N.; Tani, K.; Nasu, M. 16S ribosomal DNA-based analysis of bacterial diversity in purified water used in pharmaceutical manufacturing processes by PCR and denaturing gradient gel electrophoresis. *Appl. Environ. Microbiol.* 2002, 68(2), p.699-704. doi:10.1128/AEM.68.2.699-704.2002.
7) Rudi, K.; Moen, B.; Drømtorp, S. M.; Holck, A. L. Use of ethidium monoazide and PCR in combination for quantification of viable and dead cells in complex samples. *Appl. Environ. Microbiol.*, 2005, 71(2), p. 1018-1024. doi: 10.1128/AEM.71.2.1018-1024.2005.
8) Baba, T.; Inoue, N.; Yamaguchi, N.; Nasu, M. Rapid enumeration of active *Legionella pneumophila* in freshwater environments by the microcolony method combined with direct fluorescent antibody staining. *Microbes Environ.* 2012, 27(3), p.324-326. doi: org/10.1264/jsme2.ME11324.
9) Liu, W. T.; Marsh, T. L.; Cheng, H.; Forney, L. J. Characterization of microbial diversity by determining terminal restriction fragment length polymorphisms of genes encoding 16S rRNA. *Appl. Environ. Microbiol.* 1997, 63(11), p.4516-4522.
10) Yamaguchi, N.; Ichijo, T.; Sakotani, A.; Baba, T.; Nasu, M. Global dispersion of bacterial cells on Asian dust. *Sci. Rep.* 2012, 2, p.525. doi: 10.1038/srep00525.
11) RDP (Ribosomal Database Project). https://rdp.cme.msu.edu/,（accessed 2016-04-08）．

［山口 進康］

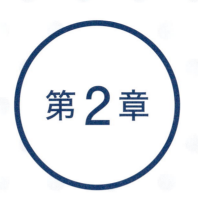

微生物の迅速検出・同定法

1	微生物の迅速検出法(製薬用水)生物粒子計数器 ……18
2	微生物の迅速同定法 (16S rDNA 解析法,MALDI-TOF MS 法) ……24
3	ウイルス・マイコプラズマ否定試験への適用 ……35

第 2 章　微生物の迅速検出・同定法

1　微生物の迅速検出法（製薬用水）生物粒子計数器

1　はじめに

　医薬品の製造や容器の洗浄などに使用される製薬用水の品質管理については，第十七改正日本薬局方[1]（日局17）の参考情報に掲載されており，その微生物モニタリング手法として培養法が示されている．培養法は長年の実績があり様々な分野の微生物試験に用いられる手法ではあるが，試験の結果が出るまでに数日間を要し，製薬用水の生菌数評価で用いられるR2Aカンテン培地においては4～7日又はそれ以上の日数を要する．そのため，異常の検知が遅れることやその後の原因調査に更に時間を要すること，工事やメンテナンス後の復帰確認作業にも時間を要してしまう，といった課題が挙げられている．また，製薬用水の品質管理における適切なサンプリングポイントは多数に上ることから，作業者の手間やコストが掛かるといった課題もある．更に，培養法ではごく限られた菌種もしくは条件でしか培養できないことが知られている[2]．

　このようなことから，製薬用水の品質管理において微生物の迅速測定法が望まれている．

　日局17の参考情報「蛍光染色による細菌数の迅速測定法」には，蛍光顕微鏡やフローサイトメーターなどを用いて，蛍光染色した細菌の蛍光シグナルを検出する測定法が掲載されている．これは培養法より迅速に結果が得られ，培養法では培養困難な細菌も検出が可能な手法ではあるが，細菌を蛍光染色する前処理が必要であることや，測定者によるばらつきが多く再現性が低いという課題がある．

　ここでは，液体中の細菌を前処理なしにリアルタイムに計数する装置として開発した「生物粒子計数器（Viable Particle Counter）（VPC）」について，その測定原理と性能評価，実施例を紹介し，微生物迅速測定への適用等について報告する．

2　装置概要

　細菌の細胞中には様々な生理活性物質が存在しているが，その中には特定の波長の光を吸収することで蛍光を発する物質（自家蛍光物質）も存在する．リボフラビンもその一つで，細胞内ではエネルギー代謝に関与している物質である．VPCは，細菌が持つリボフラビンに着目し，この蛍光を検出することによって，細菌とその他の非細胞性粒子を識別し計数する．VPCでは蛍光染色等の試料の前処理が不要なため，簡単な操作でリアルタイムに液体中の細菌を計数することができる．更に，測定結果の再現性も高く，測定者によるばらつきも低減される．

3 測定原理

リボフラビンは紫外及び一部可視光領域に吸収帯を持ち,約475 nm～575 nmの波長帯に自家蛍光を発することが知られている.図1にリボフラビンの吸光（励起）及び発光特性を示す[3]．

図2に本装置の検出部概要（概念図）を示す．光源には,リボフラビンを励起するための波長405 nmの半導体レーザーを使用している．レーザー光は,試料を流すフローセルに照射される．フローセル内を流れる試料中の粒子がレーザー光を通過すると,粒子は照射波長（405 nm）と同波長の散乱光を発する．もし,レーザー光を通過した粒子が細菌であれば,リボフラビンによるレーザー光の吸収が発生し,散乱光と同時に蛍光を発する．これらの光を散乱光検出部及び蛍光検出部でそれぞれ受光して電気信号に変換し,散乱光及び蛍光の強度に応じたパルス信号を出力する．図3には各検出部からの粒子信号の概念図を示す．散乱光信号と同時に蛍光信号が検出された場合には細菌と判定し,散乱光信号のみの場合にはその他の粒子（非生物粒子）であると判定し,それぞれ計数する．更に散乱光検出部ではパルス信号の強度から,個々の粒子の大きさを判別している．VPC では 0.2 μm 以上の粒子の検出が可能である．

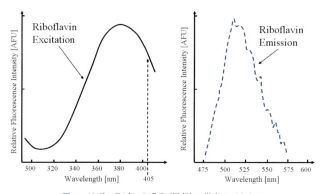

図1　リボフラビンの吸光（励起）,蛍光スペクトル

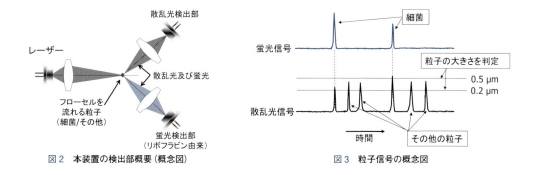

図2　本装置の検出部概要（概念図）　　図3　粒子信号の概念図

4 細菌検出性能の確認試験

VPC の性能評価のため，日局 17 で示されている菌株を含む細菌 9 種を測定し，培養法での測定値と比較した．測定菌種を下記に示す．

① *Staphylococcus aureus* (NBRC 13276)
② *Bacillus subtilis*（ATCC 6633）
③ *Pseudomonas aeruginosa* (NBRC 13275)
④ *Pseudomonas fluorescens*（NBRC 15842）
⑤ *Methylobacterium extorquens*（NBRC 15911）
⑥ *Clostridium sporogenes* (NBRC 14293)
⑦ *Candida albicans*（NBRC 1594）
⑧ *Aspergillus brasiliensis*（NBRC 9455）
⑨ *Escherichia coli*（NBRC 3301）

各菌液試料の濃度を 30 〜 3,000 CFU/mL を目標として数段階に調整し，それぞれの濃度の菌液試料をシリンジポンプにて流量 10 mL/min で VPC に導入し，細菌数の計数を行った．次いで，同じ菌液試料を用いて培養法により菌数を測定した．

結果を図 4 に示す．各グラフの横軸は培養法による菌数で単位は CFU/mL，縦軸は VPC により計数した細菌数で単位は個 /mL である．今回の試験に用いた全ての菌種に対して VPC が検出感度を有することが示され，またそこには高い相関関係（R^2 = 0.98 以上）が確認された．培養法の菌数に対して VPC の計数が同等もしくはそれ以上であり，特に *Clostridium sporogenes*（NBRC 14293）に関しては，VPC の計数が比較的多い傾向を示した．この試験菌は絶対嫌気性菌で，特に栄養体の状態では空気中の酸素により殺菌されやすい特徴を持つため，培養法での菌数が少なく出たことが考えられる．

一例として，*Methylobacterium extorquens*（NBRC 15911）の測定値（図 4 ⑤）を表 1 に示す．この表から，VPC は全ての菌数濃度においてカウント数のばらつき（CV 値）が少なく，測定結果の再現性の良さが確認された．

5 逆浸透膜水 (RO 水) のインラインモニタリング

VPC にて製薬用水のインラインモニタリングを行い，同時に培養法で測定を行った例を紹介する．

図 5 に接続図を示す．モニタリング箇所は，培養法である程度細菌が検出される逆浸透膜通過後とし，サンプリングポイントから試料水を VPC に連続的に導入させて細菌数をリアルタイムに計測した．試料水の流量はマスフローコントローラ（MFC）等の流量制御装置を用いて 10 mL/min に調整した．

培養に供する試料は，VPC の下流側に設置した 3 方向継手の PURGE 用ライン（インラインモニタリング時は封止されている）より滅菌採水ボトルに採水し，日局 17 の参考情報に記載されている製薬用水の生菌数評価法に準じ，表 2 の培養条件で定期的に行った．

VPC による蛍光粒子数及び培養法による生菌数の測定結果を時系列にプロットしたものを図 6 に示す．

1 微生物の迅速検出法（製薬用水）生物粒子計数器

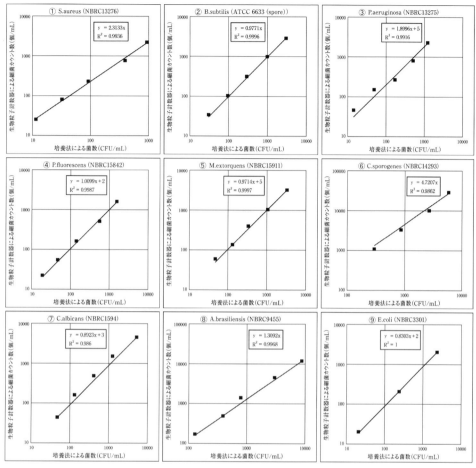

図4　各菌種による細菌検出性能試験結果
[(財)北里環境科学センター試験協力による．①～⑧]

表1　*Methylobacterium extorquens*（NBRC 15911）の測定値

設定菌数濃度 [CFU/mL]	VPCにおける細菌カウント数 [個/mL](n=3)	培養法による菌数 [CFU/mL] (n=3)
30	65±0.8 (CV=1.3%)	45±2.2 (CV=4.8%)
100	140±3.7 (CV=2.7%)	130±0 (CV=0%)
300	398±5.6 (CV=1.4%)	347±18.9 (CV=5.4%)
1000	1050±9.0 (CV=0.9%)	1053±245.7 (CV=23.3%)
3000	3264±3.7 (CV=0.6%)	3300±81.6 (CV=2.5%)

　VPCによりRO水の連続モニタリングを行った結果，突発的に蛍光粒子が多く計測されることが観察された．

　図6(a)より，蛍光粒子の突発的計数が100個/10 mLを上回る頻度が高くなると，培養法での生菌数も増加する傾向を示した．特に今回の測定において最も多くの生菌数が検出された6/3～6/11の期間については，その傾向が顕著に表れている（図6(a)，実線丸印）．また，検出された生菌数が少ない6/25～7/1の期間（図6(a)，破線丸印）では，突発的に蛍光粒子数が増加する頻度も少ない傾向を示している．

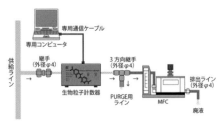

図5　インラインモニタリングの接続図

表2　培養条件

計測方法	メンブレンフィルター法
培地	R2A寒天培地
培養期間	7日間
培養温度	20〜25℃

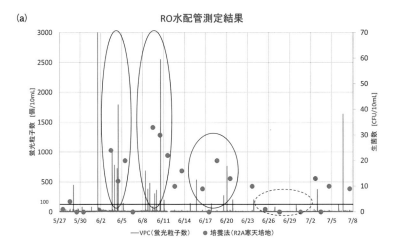

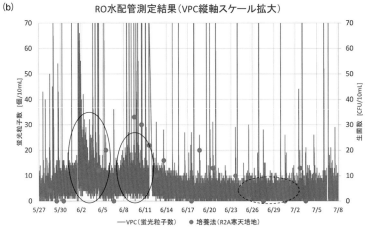

図6　PC及び培養法の測定結果
(b)は(a)の蛍光粒子数の縦軸スケールを拡大したもの)

　図6(b)は図6(a)の蛍光粒子数の縦軸スケールを拡大し，培養法による生菌数とスケールを合わせたものである．これを見ると，検出された生菌数が少ない6/25〜7/1の期間(図6(b)，破線丸印)では，VPCの蛍光粒子数がおおむね10個/10 mL以下で推移しているのに対し，多くの生菌数が検出された6/3〜6/11の期間については，蛍光粒子数のベースレベルの上昇が確認された(図6(b)，実線丸印)．

6 まとめ

細菌検出性能の確認試験の結果から，VPCによる計数が培養法による菌数に高い相関関係があり，VPCが培養法と同等もしくはそれ以上の感度を有していることが確認された．日局17参考情報の微生物モニタリングには，「迅速微生物検出法を採用する場合は，得られる生菌数が培養法と同等以上であることをあらかじめ確認しておく必要がある」との記載があるが，これを満足しているといえる．また計数結果の再現性が非常に高く，測定者の技量などによる測定結果のばらつきを回避できることが示された．

インラインモニタリングの例では，VPCによる計数値の変化と培養法による生菌数の変化の傾向がおおむね一致する結果が得られた．これは，VPCの計数値変化の傾向を常時モニタリングすることで，リアルタイムに生菌数の把握が可能となることを示している．製薬用水の品質管理における微生物モニタリングには，警報基準値（アラートレベル）と処置基準値（アクションレベル）の設定が必要となるが，これらはある程度の期間の連続モニタリングによって得られる，VPCによる計数や培養法による菌数の傾向分析等を踏まえて設定する必要がある．

以上より，VPCを製薬用水の品質管理に用いることで，リアルタイムな生菌数の把握が可能となり，特に異常の早期検知に大きく貢献できるものと考える．また，製薬用水製造装置の工事やメンテナンス後の迅速復帰指標として利用できることが考えられるため，生産性向上への寄与も期待される．更に，連続モニタリングの情報を蓄積して管理手法の最適化を進めることで培養法の実施頻度を減らし，コスト削減にも貢献できると考える．今後，微生物管理の新たな手法として広く利用していただけるよう取り組んでいく所存である．

文　　献

1) 厚生労働省．第十七改正日本薬局方．2016．
2) Colwell, Rita R.; Grimes, D. Jay. 培養できない微生物たち－自然環境中での微生物の姿．遠藤圭子訳．学会出版センター．2004．
3) Li, J.K.; Asali, E.C.; Humphrey, A.E. Monitoring Cell Concentration and Activity by Multiple Excitation Fluorometry. *Biotechnol.* Prog. 1991, 7, p.21-27.

［水上　敬］

第 2 章　微生物の迅速検出・同定法

2 微生物の迅速同定法
（16S rDNA 解析法, MALDI-TOF MS 法）

1 はじめに

　医薬品では，その品質保証（管理），GMP（Good Manufacturing Practice）の観点から，微生物の管理は非常に重要な意義を持つ．特に，医薬品は疾病などにより体の抵抗力が低下した患者に使用されることの多い製品であり，健康及び生命に深く結び付くものである．また，医薬品の品質の劣化は，外観からは判別が難しい．そのため，製品の製造にかかわる全ての工程において，一貫した品質確保のための管理体制が必要不可欠であり，①原料，②資材，③製造環境，④製造工程，⑤中間／最終製品について，日常的に微生物検査が行われている．

　医薬品には，無菌／非無菌の製品があり，特に注射剤や点眼液などの無菌医薬品は，微生物に汚染されていることが直接ヒトへの健康被害に通じる可能性が高い．無菌試験により製品の品質を保証することにとどまらず，中間製品における微生物汚染（エンドトキシン）を管理することも重要となる．同様に，非無菌医薬品においても微生物管理の重要性は変わらない．製造環境における微生物の菌数の管理は，衛生管理における指標となり，製品中に存在する菌数の管理，日本薬局方の特定微生物や病原微生物の存在の有無など，厳密な管理が必要となる．

　微生物を検出する技術は一昔前に比べ格段に進歩しており，迅速かつ操作が簡便なものとなっている．そして，検出された微生物が迅速，かつ正確に"何者"であるのかがわかれば多くの情報が得られる．その微生物はどのような性質を有するのか，製品に対してどのような影響（劣化，変質など）を及ぼすのか，また，ヒトに対して病原性を有するかなどの情報を得ることが可能となる．更には，製造工程中のどこから検出されるのかを特定し，その微生物の混入の経路を推定することで，これを排除，あるいは制御するための情報につながることが期待できる．

　微生物の同定には原理のまったく異なる様々な手法があり，それらは互いに一長一短あるが，正確な分析データの取得とその結果の解釈には，いずれの手法でも一定の知識と経験が必要となる．

　ここでは，細菌を中心に，微生物の同定手法のなかでも迅速法といえる「リボソーム RNA 遺伝子の DNA 塩基配列（リボソーム DNA, rDNA）を用いた同定法（遺伝子法）」と，近年登場し，これまでにない迅速性を備え，急速に普及が進んでいる「MALDI-TOF MS を用いた菌体タンパク質による同定法（MALDI 法）」について，手法の解説とともに正しく同定するための注意点や結果の解釈について解説する．なお，いずれの手法も対象となる微生物が純粋培養されていることが前提であり，無菌操作などの基本的な微生物の取り扱いに関する技術と経験を要することはいうまでもない．

2 微生物の同定とは

微生物の同定とは，検出された微生物が"何者"であるかを明らかにする行為である．実質的には，検出された未知の菌株の性質(character)を確認し，現在知られている既知の菌種と比較する作業によって，類似している（同じである）又は異なることを示すことである．基本的に，帰属する可能性のある全ての菌種と比較してそれぞれ異同を判断しなければならない．

「遺伝子法」と「MALDI法」は，ともに種(species)レベルの同定を試みることが可能である．遺伝子法による厳密な菌種の同定では，種の学名(属名＋種形容語)の基準になる基準株(type strain)，タイプ標本(type specimen)又はタイプ由来株(ex-type strain)の塩基配列データと比較することが望ましい．既知種に同定できない場合には，その上位の分類階級である属(genus)，あるいは更にその上位に当たる科(family)レベルの同定を試みることになる．一方で，MALDI法の場合には，その種に含まれる菌株の集団における特徴的な形質(MALDIマススペクトル)と比較して種レベルでの同定を行う．用いる分析・解析のシステムとデータベースにより異なるが，上位の分類階級(属レベル以上)での同定ができない場合もある．

菌種の同定は，常に一定の評価基準の下で行わなければならない．根拠があいまいでは，菌株ごとで同定結果にばらつきが生じ，過去の履歴との比較が難しくなる点に注意が必要である．

3 リボソームDNA塩基配列に基づく微生物の同定

遺伝子の塩基配列を利用した微生物の同定では，リボソームDNAが広く用いられる(図1)．リボソームは，全ての生物の細胞に存在するタンパク質の合成を担う器官である．原核微生物である細菌では，小サブユニット(SSU)の16S rDNAが用いられる．また，真核微生物である菌類(カビ・酵母)では，5.8S rDNAを含むITS(internal transcribed spacer)領域や，大サブユニット(LSU)の28S(26S) rDNAのD1/D2領域が一般に用いられ，分類群によってはSSUの18S rDNAが用いられる．

本法による微生物同定の特徴は，どの菌種に近いのか，どの属に帰属するのかをそれぞれの菌種と直接的に比較することが可能な点にある．第十四改正第二追補より，日本薬局方に収載され，公定法として広く知られている．本法による微生物の同定の流れを以下に示す(図2)．

純粋培養された被検菌株から核DNAを抽出・精製し，PCR(polymerase chain reaction)法により対象の遺伝子領域を増幅する．得られたPCR増幅産物を精製し，蛍光標識を経てシークエンサーにより塩基配列を解読する．実験操作は多少の経験を必要とするものの，おおむね8時間程度で被検菌株の塩基配列データを得ることが可能である．得られた塩基配列は，塩基配列データベースに対してBLAST相同性検索(相同性検索)を行い，既知の菌種との類似性を確認する．また，被検菌株の塩基配列と高い類似性を示す既知種の塩基配列との多重アライメントから分子系統解析(系統解析)を行い，既知種との系統(類縁)関係から，被検菌株を同定する．具体的な実験手技に関しては，様々な方法やキットが利用できることから，詳細については成書[1,2]などを参考にされたい．

遺伝子の塩基配列を用いた解析では，一般に世界最大の公的なDNAデータバンクである，DDBJ/ENA(EMBL)/GenBankからなる国際塩基配列データベース(International Nucleotide Sequence Database Collaboration, INSDC)が用いられる．遺伝子の塩基配列を用いた微生物の同定

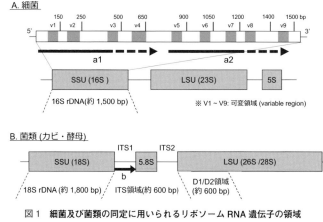

図1 細菌及び菌類の同定に用いられるリボソームRNA遺伝子の領域
a, b：細菌又は菌類での日本薬局方における解析領域

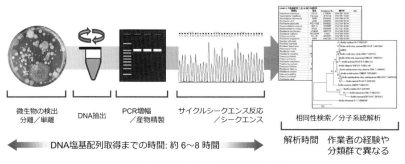

図2 遺伝子解析における実験・解析の流れ

では，①命名規約で承認された学名，かつ，②基準株やタイプ由来株の塩基配列データと比較することが望ましい．しかし，国際塩基配列データベースは誰でも無償で自由に利用できる反面，データの登録は利用者（登録者）の責任によるところが大きく，登録情報に誤りのあるデータも少なくない．正しい同定結果を導くためには，検索された塩基配列の登録情報を精査した上で，比較する必要がある．

解析に際し，誤って決定した塩基配列では，正確な菌種の同定はできない．微生物種にかかわらず，菌種間での相違がわずか数塩基の分類群もあり，わずか1塩基の相違で別の菌種となるケースも少なくない．正確に塩基配列を決定するために，DNAシーケンサから得られたデータは必ず目視で確認することを勧める．また，過去の解析結果と比較するためには，決定する塩基配列の領域を常に一定にすることが望ましい．同定の候補が同じ菌種であっても，比較する塩基配列の長さにより，相同性検索で検索される順番や相同率が若干変わることがあるので，注意されたい．

3.1 細菌の同定

細菌・アーキアの学名は，国際原核生物命名規約（International Code of Nomenclature of Prokaryotes）の下で管理される．最新の学名及び分類体系や基準株の情報はLPSN[3]やStrainInfo[4]などにわかりやすくまとめられている．少し古い情報になるが，原核生物の学名は2013年8

月時点で2,001属,10,599種が記載されている[5]．近年では，年間に発表(提唱)される菌種の数が飛躍的に増加し，1980年代には年間150種程度であったのに対し，2013年には8月時点で既に666種が発表された．これは，遺伝子法の普及によるところが大きい．細菌では16S rDNAが菌種同定の指標とされており，国際塩基配列データベースにはほぼ全ての既知種の基準株の塩基配列データが登録されている．

現在，細菌の種はDNA-DNAハイブリダイゼーション試験による相同値が70％以上を示す菌株同士の集団を一つの菌種と定義している[6]．16S rDNAのほぼ全長の塩基配列(約1,500塩基)を比較した場合の相同率が98.7〜99.0％以上の場合には，DNA-DNAハイブリダイゼーション試験の相同値が70％以上を示す，つまり同種の可能性があるとされている[7]．いい換えると，相同率98.7％未満であれば明確に別種と判断できるが，この相同率がいかに高くとも必ず同種となる境界はないことを意味する．なお，16S rDNAによる属レベルの境界線は，相同率95％程度にあるとされている[8]．

細菌の分子系統分類においては，16S rDNAのほぼ全長の塩基配列を用いた解析(相同性と系統関係)を基本として菌種の識別がなされているが，品質管理の現場では，コスト，時間，労力の面から同等の解析を行うことは難しい．要求される同定の精度によっては，より簡易的な解析領域，解析方法が用いられる．

細菌の16S rDNAには，いくつかの可変領域(Variable Region; 菌種間で差異の大きい領域)が存在する(図1)．第十六改正日本薬局方参考情報G4「遺伝子解析による微生物の迅速同定法」[9](日局法)では，「16S rDNAの高度可変領域を対象とした上流(5'末端側)，又は中間部分から下流(3'末端側)の領域の塩基配列を用いる(図1 a1, a2)」(一部表現を改変して記述)とされている(解析に用いる塩基配列長は示されていない)．品質／衛生管理の現場では，コストと労力の面から16S rDNAの5'末端側の約500塩基の領域を対象に解析することも多い．特に可変に富むとされるV1及びV3を含む領域で多くの菌種の識別が可能であり，近縁種の絞り込みにはこの領域の解析で十分である[10,11]．筆者は，V1〜V3を含む16S rDNAの5'末端側の解析のために，日局法のプライマーとは異なる9F/1406Rの組み合わせでPCR増幅を行い，9F/536Rでのシークエンスから塩基配列を決定し，解析に用いている[2](表1)．このプライマーの組み合わせは，増幅効率と非特異産物の形成が少ない点で優れるとともに，全長とはいかないまでも，必要に応じて約1,400 bpの塩基配列を決定できる．全長を対象とする場合には9F/1510R又は9F/1541RでPCR増幅を用い，いくつかの中間プライマーを用いて塩基配列を決定している．

結果の解釈であるが，日局法では「BLAST検索によるデータベースとの照合の結果，90％以上合致した場合に，上位に検索された菌種を被検菌と同一種又は近縁種と判定する(表現を改変して記述)」とされている．

通常の品質／衛生管理では，この方法で必要な情報は十分に得られる．相同性検索において，一般環境菌として知られる菌種のみが検索された場合には，同定の"候補"を列記するだけで十分であり，必ずしも詳細な菌種の同定は必要としない．同様に，同定の候補として大腸菌群が検索された場合には，詳細な菌種の同定よりも分離された環境の衛生面について考えることが先になる．その一方で，日本薬局方の特定微生物や，病原細菌が検索された場合には，この限りではない．必ずしも最も相同率が高い菌種が最近縁種とは限らず，また，まったく同じ相同率を示す菌種が複数検索される場合もあり，相同性検索だけでは菌種を特定することは難しい．具体例を挙げると，被検菌株(SAMPLE)の同定菌種の候補は相同性検索の結果から*Pseudomonas*属細菌

表1 微生物のリボソーム DNA を対象としたプライマー

対象微生物	名称	配列 (5' → 3')	対象領域
細菌	10F*	GTTTGATCCTGGCTCA	
	800R*	TACCAGGGTATCTAATCC	
	800F*	GGATTAGATACCCTGGTA	
	1500R*	TACCTTGTTACGACTT	
	9F[2]	GAGTTTGATCCTGGCTCAG	
	785F[2]	GGATTAGATACCCTGGTAGTC	16S
	802R[2]	TACCAGGGTATCTAATCC	
	536R[2]	GTATTACCGCGGCTGCTG	
	926R[2]	CCGTCAATTCCTTTGAGTTT	
	1406R[2]	ACGGGCGGTGTGTAC	
	1510R[2]	GGCTACCTTGTTACGA	
	1541R[2]	AAGGAGGTGATCCAGCC	
菌類	ITS1F*	GTAACAAGGT(T/C)TCCGT	ITS-1
	ITS1R*	CGTTCTTCATCGATG	
	ITS5[12] (F)	GGAAGTAAAAGTCGTAACAAGG	ITS region
	ITS4[12] (R)	TCCTCCGCTTATTGATATGC	
	NL1[13] (F)	GCATATCAATAAGCGGAGGAAAAG	LSU-D1/D2
	NL4[13] (R)	GGTCCGTGTTTCAAGACGG	

*:日本薬局方に記載のプライマー；F, Forward プライマー；R, Reverse プライマー

であったが，相同率から一種に絞ることが難しい（図3a）．更に，候補菌種の中には，特定微生物の一種である *Pseudomonas aeruginosa* が含まれ，90％以上合致するものを同定菌種とする基準から，現時点ではこの菌種を否定できない．詳細に同定するためには，系統解析が非常に有効である（図3b）．近縁菌種との系統関係から，被検菌株（SAMPLE）は *Pseudomonas aeruginosa* とは異なること，*Pseudomonas otitidis* により近縁であることがわかる．

前述のように，細菌の同定では承認された学名の基準株の塩基配列データと比較することが望ましいが，国際塩基配列データベースでの相同性検索の結果から同定に用いる比較データを検索し，系統解析までを日常の品質／衛生管理の現場で行うには知識と経験を要し，時間と労力も必要となる．微生物同定用のデータベース及び解析ソフトウェアも販売されており，これらを使用することも有用と考える．例えば，テクノスルガ・ラボ微生物同定システム（テクノスルガ・ラボ）や MicroSEQ® Rapid Microbial Identification System (Applied Biosystems, Thermo Fisher Sci-

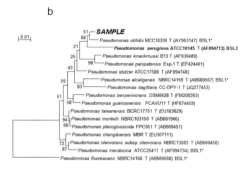

図3 日本薬局方に基づく解析と分子系統解析による細菌の同定結果
（テクノスルガ・ラボ微生物同定システムによる解析）
a, 日局法の解析領域による BLAST 相同性検索結果
b, BLAST 相同性検索で上位に検索された配列を用いた分子系統樹

entific)などがある．

3.2 菌類の同定

　真核微生物の学名は，国際藻類・菌類・植物命名規約（International Code of Nomenclature for algae, fungi, and plants）の下で管理される．特に菌類では，これまで二重命名法（有性世代と無性世代で異なる学名を用いること）が採用されてきたため，塩基配列データベースには同じ菌種に対して二つの学名で登録されている場合がある．命名規約の変更に伴い，2013年1月1日より二重命名法が廃止されたことから，将来的にこの点は解消されると思われるが，菌種の同定には，分類の歴史や背景を十分に理解しておく必要がある．菌類の学名は，現在約10万種記載されており[14]，Index Fungorum[15]やMycoBank[16]などにまとめられている．

　菌類，特にカビでは，種レベルでの同定の指標となる遺伝子が分類群により異なる．そのため，ある一つの遺伝子の塩基配列データが全ての菌種で共通して登録されているわけではない．例えば，ある菌群ではITS領域のデータが充実しているがLSU（26S/28S）のデータは乏しい，あるいはSSU（18S）のデータの登録しかない分類群も知られており，分類群により適した遺伝子を選択する必要がある．また，同一種と判断できる一律の基準（塩基配列の種内多様性の範囲）はなく，その基準は分類群によっても，対象とする遺伝子領域によっても異なる点に注意が必要である．

　日局法では，ITS領域のうちITS-1のみを同定の指標としているが（図1b），菌種の識別が難しい分類群や，他の領域が同定の指標とされている分類群もある．特に，酵母ではLSU（26S/28S）のD1/D2領域が同定の指標とされており，ほぼ全ての既知種の基準株の塩基配列データが登録されている．酵母では基本的にこの領域で菌種の同定が可能であり，基準株と比較して0～3塩基の相違の範囲であれば，例外はあるもののおおむね同種又は姉妹種といえる[17]．

　筆者は，菌類の同定の最初のステップとしてITS領域とLSU-D1/D2領域を，一続きでPCR増幅を行い（プライマーセット：ITS5/NL4），カビの場合はITS領域を（シークエンスプライマー：ITS5とITS4），酵母の場合にはD1/D2領域を（シークエンスプライマー：NL1とNL4）対象として塩基配列を決定し同定を試みている[12,13]（図1，表1）．カビの場合には，必要に応じて更にD1/D2領域の塩基配列を決定し，同定している．

3.3 リボソームDNAで同定が難しい場合

　いずれの微生物種（細菌・カビ・酵母）も，リボソームDNAで多くの菌種の同定が可能である．分類群によっては種の識別が難しく，候補菌種の列記にとどまる場合があるが，より進化速度の速い特定のハウスキーピング遺伝子の一つ，あるいは複数（～7遺伝子程度）を用いた解析（Multi-locus sequence analysis）を行うことで，それらの識別が可能になる．日本薬局方では，「本法で示した以外の遺伝子領域も合理性があれば使用可能である」とされている．解析に用いる遺伝子は分類群によって異なるため，対象とする遺伝子の選択には分類の知識が必要である．一例ではあるが，細菌ではグラム陽性菌，陰性菌を問わずgyrase遺伝子やheat shock protein関連遺伝子などが広く用いられる．また，カビの*Aspergillus*属や*Penicillium*属では，Calmodulin遺伝子やβ-Tublin遺伝子などが詳細な種の識別に有効とされている．

　リボソームDNA以外の遺伝子を用いた解析では，塩基配列データの登録がない菌種もある点に注意が必要だが，これらの解析によって正確な種の同定だけでなく，亜種レベルの同定も可能となる．

4 MALDI-TOF MS を利用した微生物の同定法

近年，MALDI-TOF MS（マトリックス支援レーザー脱離イオン化飛行時間型質量分析装置）を応用した新しい微生物の迅速同定法が登場し，特に臨床の現場に新たな風を吹き込んだ．医療機関を中心に，世界中で既に600を超える施設で導入が進んでおり，その普及の早さから期待の高さが伺える．国内の食品業界においては大手企業で導入が進み，品質／衛生管理などの実用面での本法の応用が模索され，特定非営利活動法人国際生命科学研究機構（ILSI Japan）の食品安全研究会・食品微生物研究部会では2015年に「微生物同定・解析技術における MALDI-TOF MS の活用と展望 ― 食品・飲料業界の新たな潮流 ―」と題した講演会も開催されている．

本法は，菌体の総タンパク質を対象に，質量分析装置 MALDI-TOF MS で分析する手法である[18, 19]．最も大きな特徴として，ランニングコストの低さとこれまでにない迅速性（分析前処理と解析時間）が挙げられる．検出されるマススペクトルの大半は，リボソーム由来のタンパク質が占める．同じ菌種であれば，総タンパク質のマススペクトルは同一の培養条件の範囲でほぼ一定であり，データベースと照合して一致する菌種を同定結果として導く手法である．現在，ブルカー・ダルトニクス社（MALDI Biotyper），シスメックス・ビオメリュー社（VITEK-MS，VITEK-MS plus），島津製作所（AXIMA 微生物同定システム）から本法を応用した装置が販売されており，MALDI Biotyper，VITEK-MS は，臨床分野において FDA の認可を得ている．各社の装置は，データの測定方法，同定のためのアルゴリズムが若干異なるが[20-22]，基本的な同定の原理は同じである．

4.1 MALDI-TOF MS 法における前処理の方法

一般的な測定方法は以下の通りである（図4）．

純粋培養されたコロニーのごくわずかな菌体を MALDI-TOF MS 装置の専用スライドに塗沫する．イオン化を促すマトリックス試薬（CHCA）と混合し，乾燥させれば前処理は終わりである（直接法，ダイレクトスメア法）．分析装置でサンプルシートを作成し，前処理後のスライドをセットして分析を開始すれば，自動的にデータベースとの照合が行われ，同定結果が直ちに得られる．スライドに塗沫する菌体量や，乾燥工程などが結果に影響をおよぼす場合もあるが，前処理や解析に知識や技術をほとんど必要としない簡便な手法である．サンプル数にもよるが，被検菌のコロニーを検出してからわずか数十分で同定結果が得られることから，品質／衛生管理の現場への応用が期待されている．

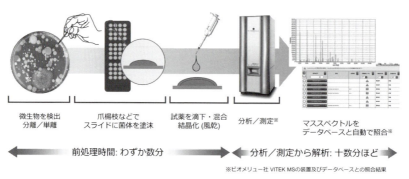

図4 MALDI-TOF MS を用いた微生物同定法の実験・解析の流れ

酵母の場合には，スライドへ菌体を塗抹しギ酸と混合して風乾する工程を加えることで，良好なマススペクトルを得られる．その後，細菌と同様に，マトリックス試薬と混合して乾燥するだけである．一方で，カビや一部の細菌（抗酸菌など）では，エタノールによる洗浄とギ酸によるタンパク質抽出を組み合わせた前処理方法がとられる（エタノール - ギ酸抽出法）．

4.2 MALDI-TOF MS 法における結果の解釈と注意点

本法で試験の対象となる菌体のタンパク質は，細胞の成長に伴い合成されるもので，培養条件，特に培地（栄養分），温度，時間などにより発現されるタンパク質が変化する．信頼できる同定結果を得るためには，可能な限りメーカー推奨の条件（培養条件や前処理方法など）に従い，常に一定の測定条件の下で試験を実施することが望ましい．

同定結果の判断には様々な可能性を考慮する必要がある（表2）．特に，未同定となった場合には，被検菌株がデータベースに登録のない菌種であったことに起因するのか，それとも測定の条件が適切ではなかったことに起因するのかを，得られたマススペクトルデータから判断することは難しい．データベースに該当する菌種がない場合には(1)の可能性を，同定結果が得られた場合にも(2)，(3)の可能性を考慮しなければならない．

本稿「3 リボソーム DNA 塩基配列に基づく微生物の同定」で示したように，細菌の遺伝子法ではほぼ全ての既知種との比較が可能である．同定の精度，確度はデータベースの質と量に左右されるが，MALDI-TOF MS のデータベースの登録菌種数には限りがある．前述3社のいずれのデータベースも，細菌の場合で既知種の1～2割程度（約1,000～2,000種）しか登録されておらず，菌類では医真菌を中心に100～200種程度の登録にとどまる．搭載するデータベースの菌種はやや臨床分野に偏る点は否めないが，製薬・食品業界で検出頻度の高い環境菌のデータベースへの収載が各社で計画されており，今後の利用範囲の拡大が期待できる．データベースの拡充は基本的にメーカー各社に依存し，そのデータベースの菌種のデータの相互利用はできない．同定可能な菌種数や利便性を考えると，現在のデータベースは少なからず短所になるが，システムによっては使用者自身の責任で菌株の測定データをデータベースに登録し，比較解析することが可能である．

なお，対象とする微生物種のうち，カビでは菌糸と胞子の状態でマススペクトルが異なることが知られており，一般に，様々な菌種に広く対応可能な測定条件（菌株の培養の状態）を整えることが難しいとされている．同様に，細菌の中でも放線菌は，生育段階によりマススペクトルが異なることが知られており，注意が必要である．

表2　MALDI-TOF MS 法の同定結果における注意点

(1)	データベースと同じ菌種であるにもかかわらず，菌株の培養や測定条件の影響で良好なマススペクトルパターンが得られず，未同定となる
(2)	本来は異なる菌種であるにも関わらず，菌株の培養や測定条件の影響により，得られたマススペクトルパターンがデータベース上の"別の菌種"と偶然に一致し，誤同定される
(3)	データベースに登録されていない菌種（本来は未同定）であるにも関わらず，データベース上の"ある菌種"のマススペクトルパターンと偶然に一致し，その菌種に誤同定される

4.3 オリジナルデータベース（ユーザーデータ）の活用

前述のように，システムによっては使用者自身で測定した菌株のデータを，既存のデータベースに加えて登録することが可能である．

既存の MALDI-TOF MS に搭載されたデータベースに登録されていない菌種（菌株 A）の同定を試みた場合，同定結果はもちろん "未同定" となる．その菌株 A を別の方法で正確に同定して

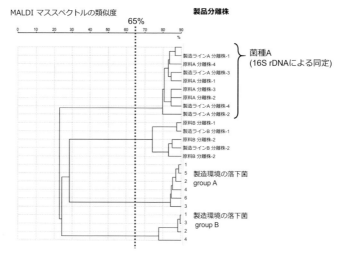

図5　MALDI マススペクトルを用いた菌株間の比較の例
※シスメックス・ビオメリュー社 VITEK MS plus の SARAMIS ソフトウェアによる解析

データベースに登録して比較できれば，以降に検出された同じ菌種は同定が可能になる．ここで未知の菌株を同定する手法は，遺伝子法によることが望ましい．独自に菌種をデータベースに登録して同定可能な菌種数を増やすことで，その現場に合ったユーザーデータベースを構築することが可能である．

その他に，菌株のマススペクトルを直接比較することも可能である．未同定の菌株であっても，マススペクトルデータを用いたクラスター解析を行うことでそれらが同じ菌種かどうかを推定できる（図5）．同じクラスターに含まれ，一定の類似度の範囲にある場合には，それらは同種と推定できる（ソフトウェア SARAMIS では65％）．例えば，原料から製品までの製造工程のうち，特定の工程又は環境から分離された菌株が同じクラスターを形成し，同種の基準を満たすことが確認できれば，その菌の混入経路や原因を推定するための情報となり得る．

ユーザーデータベースの活用は，遺伝子法と比べて特に優れている点といえ，迅速かつ正確な同定とあわせて品質／衛生管理でのコスト削減が期待できる．

5　まとめ

品質管理の現場で検出された微生物が細菌なのか，それともカビ又は酵母なのかを知ることは，その後の同定手法を選択する上で重要である．例えば，遺伝子法を用いる場合には使用するプライマーを選択するための情報となる．カビや放線菌の場合には，前に示したように，MALDI 法による同定は適切ではないかもしれない．微生物の同定を行う際には，少なくとも顕微鏡による細胞の観察（細菌はグラム染色）を事前に行うことを薦める．

検出された微生物を正確に同定できると，どのような情報が得られるのか．病原性，毒素産生に関する情報だけに限らず，文献などでその分離源や性質を調査することが可能となる．汚染菌の発生源や混入経路の特定，あるいは制御のための情報にとどまらず，異常品の市場への流通をいち早く防ぐことにもつながる．

アメリカの行政機関 FDA は，環境モニタリングにおいて検出された微生物を種レベルで正確に同定することを求めており，リボソーム DNA など遺伝子型による微生物の同定手法は有効であると報告している．一方の MALDI 法は，品質／衛生管理の現場での利用・普及のためには，検出頻度の高い環境菌のデータベースへの拡充が今後は期待される．加えて，S10-GERMS 法など MALDI-TOF MS を利用した株レベルでの識別の試みもなされている[23]．この他に，現時点で品質管理現場への応用例は少ないものの，新しい技術として次世代シークエンサーが急速に普及している．MALDI-TOF MS，次世代シークエンサーともに第十七改正日本薬局方参考情報の微生物迅速試験法に，それぞれ「質量分析法」，「ハイスループット・シークエンシング」として収載されている．

科学の進歩，時代と共に変わりゆく新しい手法をいち早く取り入れ，正しく結果を解釈することで，より高いレベルで品質管理された安全な製品が市場に供給されることであろう．微生物の迅速同定の新しい技術の動向に，今後も注目されたい．

文　　献

1) 鈴木健一朗，平石明，横田明（編）．微生物の分類・同定実験法：分子遺伝学・分子生物学的手法を中心に．シュプリンガー・フェアラーク東京，2001.
2) 中川恭好，田村朋彦，川崎浩子．"遺伝子解析法" 放線菌の分類と同定．日本放線菌学会（編）．日本学会事務センター．東京．2001，p.83-137.
3) LPSN, List of prokaryotic names with standing in nomenclature. http://www.bacterio.net/
4) StrainInfo. http://www.straininfo.net/
5) Parte, A. LPSN—List of Prokaryotic Names with Standing in Nomenclature. *Nucleic Acids Res.* 2014, 42, D613-D616. doi:10.1093/nar/gkt1111.
6) Wayne, L. G.; Brenner, D. J.; Colwell, R. R.; Grimont, P. A. D.; Kandler, O.; Krichevsky, L.; Moore, L. H.; Moore, W. C.; Murray, R. G. E.; Stackebrandt, E.; Starr, M. P.; Trüper, H. G. Report of the ad hoc committee on reconciliation of approaches to bacterial systematics. *Int. J. Syst. Bacteriol.* 1987, 37(4), p.463-464. doi:10.1099/00207713-37-4-463.
7) Stackebrandt, E.; Ebers, J. Taxonomic parameters revisited: tarnished gold standards. *Microbiol. Today.* 2006, 33, p.152-155.
8) Ludwig, W.; Strunk, O.; Klugbauer, S.; Klugbauer, N.; Weizenegger, M.; Neumaier, J.; Bachleitner, M.; Schleifer, K.-H. Bacterial phylogeny based on comparative sequence analysis. *Electrophoresis* 1998, 19(4), p.554-568. doi: 10.1002/elps.1150190416.
9) 厚生労働省．第十六改正日本薬局方．参考情報 G4 微生物関連．2011.
10) Tang, Y. W.; Ellis, N. M.; Hopkins, M. K.; Smith, D. H.; Dodge, D. E.; Persing, D. H. Comparison of phenotypic and genotypic techniques for identification of unusual aerobic pathogenic gram-negative bacilli. *J. Clin. Microbiol.* 1998, 36(12), p.3674-3679.
11) Bosshard, P. P.; Abels, S.; Zbinden, R.; Bottger, E. C.; Altwegg, M. Ribosomal DNA sequencing for identification of aerobic gram-positive rods in the clinical laboratory (an 18-month evaluation). *J. Clin. Microbiol.* 2003, 41, p.4134-4140. doi:10.1128/JCM.41.9.4134-4140.2003
12) White, T. J.; Bruns, T.; Lee, S.; Taylor, J. "Amplification and direct sequencing of fungal ribosomal RNA genes for phylogenetics" PCR protocols, a guide to methods and applications. Innis M. A.; Gelfand D. H.; Sninsky J. J.; White T. J.; eds., Academic Press. London. 1990, p.315-322.
13) O'Donnell, K. "Fusarium and its near relatives" The Fungal Holomorph: Mitotic, Meiotic and Pleomorphic Speciation in Fungal Systematics. Reynolds, D. R.; Taylor, J. W.; eds., Wallingford. CAB International. 1993, p.225-233.
14) Kirk, P. M.; Cannon, P. F.; Minter, D. W.; Stalpers, J. A. Dictionary of the fungi 10th edition. CAB International, Wallingford, 2008.
15) Index Fungorum: http://www.indexfungorum.org/

16) MycoBank: http://www.mycobank.org/
17) Kurtzman, C. P.; Robnett, C. J. Identification and phylogeny of ascomycetous yeasts from analysis of nuclear large subunit (26S) ribosomal DNA partial sequences. *Antonie van Leeuwenhoek*. 1998, 73 (4), p.331-371. doi:10.1023/A:1001761008817.
18) 川崎浩子．MALDI-TOF MS を用いた微生物の新しい迅速同定法（バイオミディア）．生物工学会誌．2012, 90 (9), p.592.
19) 大楠清文．質量分析技術を利用した細菌の新しい同定法．モダンメディア．2012, 58, p.113-122.
20) 島圭介．マトリックス支援レーザー脱離イオン化質量分析を用いた微生物同定法とは？．*Medical Technology*. 2011, 39 (5), p.491-496.
21) 関口幸恵．MALDI-TOF MS による微生物同定の現状と活用に当たっての留意点．腸内細菌学雑誌．2015, 29 (4), p.169-176.
22) 松山由美子．MALDI バイオタイパーの原理及び操作方法．臨床と微生物．2012, 39 (増刊号), p.129-136.
23) Hotta, Y.; Sato, J.; Sato, H.; Hosoda, A.; Tamura, H. Classification of the Genus Bacillus Based on MALDI-TOF MS Analysis of Ribosomal Proteins Coded in S10 and spc Operons. *J. Agric. Food Chem*. 2011, 59 (10), p.5222–5230. doi:10.1021/jf2004095.

［半田 豊］

第2章 微生物の迅速検出・同定法

3 ウイルス・マイコプラズマ否定試験への適用

1 はじめに

　薬事法改正（医薬品，医療機器等の品質，有効性及び安全性の確保等に関する法律：薬機法）や，再生医療推進法や再生医療安全確保法などのいわゆる「再生医療新法」が成立・施行され，今後再生医療や細胞治療が発展するための法律的基盤が整った．これらの新しい治療法が広く実用化されるためには治療に使用される細胞製剤の品質保証が重要となるが，原材料や最終製品が生きた細胞・組織のため滅菌処理ができないとの特質を持つため，微生物安全性の確保が極めて重要な課題である．更に，治療に用いられる「再生医療等製品（薬機法に規定）」や「特定細胞加工物（再生医療新法に規定）」は一般に最終調製段階から投与までの期間が短く，また培養中に微生物が増幅するリスクが高いため，簡便かつ迅速に結果を得ることができる迅速試験法の導入が必須である．

　ここでは，細胞製剤の安全試験法としてのウイルス・マイコプラズマの迅速検査法の現状と当研究室で開発した新しい方法を紹介するが，これらの迅速検査法は他の生物薬品（バイオテクノロジー応用製品や生物起源由来製品）などのウイルス・マイコプラズマ検査にも適用可能である．

2 リアルタイムPCR法による標的遺伝子の検出・定量

　核酸増幅検査（Nucleic Acid Amplification Test: NAT）は数分子から数十分子のウイルス遺伝子を迅速に検出できるため，ウイルスの有無やウイルスゲノム量の定量に欠かせない検査法となっている．

　初期段階のPCR法では増幅産物を電気泳動法により定性的に確認していたが，ウイルス・マイコプラズマの検査に際しては定量性を持つことも大事な要素であるため，本項で記す迅速試験法はリアルタイムPCR（定量PCR）法を用いている．リアルタイムPCR法とは，PCRにより増幅する標的遺伝子領域（フォワードプライマーとリバースプライマーに挟まれた領域）の量を1回の増幅反応サイクル終了ごとに測定する方法で，増幅した標的遺伝子領域の量は2本鎖DNAへの蛍光物質のインターカレーションや蛍光標識したプローブを用いて蛍光検出する．PCRでは原理的には1サイクルごとに標的遺伝子領域の量が2倍に増えるため，蛍光検出が可能なコピー数（閾値）に達すると，PCR産物の指数関数的な増幅が検出されるようになる．この際，サンプルに含まれる標的遺伝子量が多いほど少ないサイクル数で検出されるようになるため，段階希釈した既知量の標的遺伝子領域を含むスタンダードを増幅し，増幅産物の量（蛍光強度）と閾値を超えたサイクル数をプロットすることにより直線的な検量線が描ける．

　サンプル中の標的遺伝子からPCR増幅産物が検出され始めるサイクル数をこの検量線に当てはめることで，サンプル中に含まれていた標的遺伝子の量を算出することが可能になる（図1）．リ

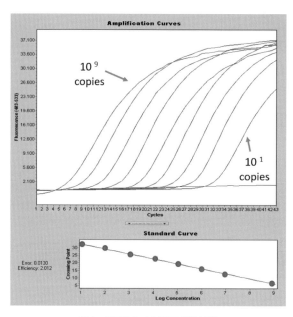

図1　リアルタイム PCR の検量線
図上　10^9 コピーから 10^1 まで 10 倍段階希釈したスタンダードの増幅曲線（縦軸：蛍光強度，横軸：PCR サイクル数）．
図下　スタンダードからの蛍光が閾値を超えて検出され始めるポイントのサイクル数を算出し，その値を縦軸・スタンダードの濃度（Log）を横軸にして検量線を描く．サンプルから得られた情報をこの検量線にプロットすれば，サンプル中に含まれる標的遺伝子量を算出することができる．

アルタイム PCR 法の詳細は多くの解説本が出ているので参考にされたい[1]．

　筆者の研究室では，特異性が高く標的遺伝子以外の増幅を誤認する可能性が低い特徴を持つ蛍光標識を用いたハイブリダイゼーション法（多くは TaqMan プローブを使用）による検出系の開発を行っている．

3　ウイルスの迅速検査法

　ウイルスは培養により増殖させることが難しいため，以前は抗原抗体反応を応用した検査法が主流であったが，現在では核酸増幅法（PCR 法，RT-PCR 法）によりウイルスゲノム（DNA，RNA）あるいはウイルス mRNA を検出することが一般的である．PCR・RT-PCR 法によりウイルス検査を行う場合，検出感度や特異性などのバリデーションや精度管理を適切に実施し，結果の信頼性を担保することが極めて重要である．

3.1　核酸増幅法によるウイルス検査系の構築

　ウイルスは感染・増殖のサイクルが早いことやウイルスが持つポリメラーゼの性能が低くゲノム増幅の際に変異が入りやすいこと（一般に RNA ウイルスに顕著）から，多くの変異株が存在する．特に HIV や HCV ゲノムには変異が入りやすいことが知られており，quasispecies（多様性：同じ環境下で増殖しても異なる特徴を示すウイルス集団が存在するようになり，宿主免疫系の回避や抗ウイルス剤に耐性を示すウイルスが出現する）と表現される．したがって，検出率・検出感

度がプライマー・プローブ配列に依存する核酸増幅法により全ての変異株を検出することは原理的に不可能であり，そのような限界を知ったうえで検査を実施する必要がある．また，検査系の開発にあたっては主要なウイルス株を網羅的に検出可能なプライマー・プローブの設計が非常に重要になる（具体的には，データベースに登録された各種ウイルス株の共通領域をBLAST解析により検索し，主要なウイルス株を見落とさないようにプライマー・プローブ配列を設定する）[2,3]．

3.2 再生医療を実施する際の検査対象ウイルス

薬機法で新しく規定された「再生医療等製品」や再生医療安全確保法で規定された「特定細胞加工物」のウイルス安全性を確保するため検査が必要なウイルスとして，B型肝炎ウイルス（HBV），C型肝炎ウイルス（HCV），ヒト免疫不全ウイルス（HIV），ヒトT細胞白血病ウイルス1型（HTLV-1），パルボウイルスB19（B19）が，また免疫抑制状態の患者への投与ではサイトメガロウイルス（CMV），EBウイルス（EBV），ウエストナイルウイルス（WNV）がリストアップされている[4,5]．ただし，関連指針[6]には，「最終製品の品質管理」として「HBV，HCV，HIV等を製造工程中に増殖させる可能性がある細胞を用いる際には，中間製品，最終製品などについてもウイルス等の存在を否定する適切な検査を実施すること」とされており，あらかじめウイルス陽性検体の試験培養などによりウイルス増殖の有無を検討し，ウイルス安全性試験項目を設定する必要がある．

3.3 ウイルス検査系のバリデーション

NATは，ウイルス遺伝子を迅速・高感度に検査することができるため，ウイルス安全性の確保にはなくてはならない検査となっている．しかし，実際の検査に用いるためには，検査試薬の性能確保・検査体制の整備・試験方法の標準化などが非常に大切である．上記のようにウイルスには様々な変異株が存在するため，検査系の妥当性を示すためには国際的標準品を用いたバリデーションが欠かせない．

様々なウイルスの国際的標準品（各種ウイルスパネル，既知濃度のスタンダードなど）がNIBSC（National Institute for Biological Standards and control: http://www.nibsc.org/）から有料で入手可能である．また，検査系の感度や特異性などの検定法は，厚生労働省から「血液製剤のウイルス安全性確保を目的とした核酸増幅検査（NAT）実施に関するガイドライン」[7]が示されており，細胞製剤のNATにも適用可能である．本ガイドラインは平成26年に改訂され，従来のHIV，HCV，HBV以外のウイルスも対象とできるように改められ，検査精度の確保や試験方法の標準化のための感度試験法，交差反応性の有無や頑健性を示すための具体的な方法などが示されている．また，実際に検査を行うための施設・設備要件や試験従事者に求められる技能など，NATが適切に実施されるために必要な事項を，検査試薬の開発者と検査の実施者の両方の側から記載されている．

本項では詳細は記さないが，NATを実施する際にはこのガイドラインを参考に検査体制を構築することが必要である．

3.4 網羅的・迅速ウイルス検査系の構築

筆者の研究室では，試薬（プライマー・プローブ，酵素，バッファーなど）をPCRチューブ（8又は12 well型）に乾燥固化する方法を最適化し，室温あるいは4℃で6か月以上長期保存することが可能になった[8]．図2は，指針等で細胞製剤の検査項目とされているウイルスを網羅的に検査

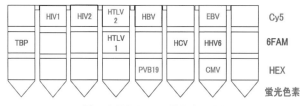

図2 網羅的ウイルス検査系の一例
10種類のウイルス（DNA・RNA・レトロウイルス）の同時測定が可能で，蛍光色素の波長の違いにより判別可能．TBP（TATA binding protein）は陽性コントロール．RNA ウイルスを含むため，RT-PCR のプロトコールで増幅操作を行う．

するために設計した検査試薬の一例を示す．この検査ストリップには DNA ウイルス・RNA ウイルス・レトロウイルスに対するプライマー・プローブが固相化されているため，検出操作に際し作業者がそれらのオリゴマーを分注する必要がない．また，増幅反応は RT-PCR のプロトコールで行うが，使用する酵素も別チューブに固相化されているため室温あるいは 4℃保存が可能であり，冷凍状態で輸送・保存する必要がない．この技術を利用したウイルス検査試薬がタカラバイオ株式会社から市販されている．

3.5 網羅的ウイルス検査によるデータ収集

再生医療などに使用する細胞製剤のウイルス安全性を考えるうえで，原材料に混入するウイルスに関する基礎データの収集が重要であることから，図2に記載のウイルスに加え他のヘルペスウイルス（HSV1, 2, VZV, HHV7, 8）及び BK ウイルス，JC ウイルスを網羅した固相化試薬を作成し，ボランティア（人工関節置換術患者）より得た滑膜，骨髄，末梢血のウイルス検査を行った．その結果，滑膜の 30%，骨髄の 26%，末梢血の 9% で何らかのウイルスが陽性となり，中でもパルボウイルス B19（B19）が滑膜の 63%，骨髄の 69% から検出された．本学では滑膜由来間葉系幹細胞による膝軟骨・半月板の再生医療の臨床研究を実施中であるが，培養中に B19 を含めウイルス増殖が陰性であること，及び積極的に培養中に B19 を添加しても培養滑膜由来間葉系幹細胞に B19 は感染しないことを確認のうえ治療を行っている．

なお，再生医療等製品や特定細胞加工物製造の際に使用する培地成分や分化誘導試薬などの中には生物由来原料を使用したものがありその検査も重要であるが，医薬品として認可されているもの以外はウイルス検査が十分に行われていないのが現状である．しかしこれらの試薬等は製品の安全性に直結する部分もあるため，特にヒト由来原料を使用した試薬等ではヒトに病原性を持つウイルスの安全性をどう担保するかを考える必要がある．

HIV, HBV, HCV などは検査会社に委託して体外診断薬を用いた検査が可能であるが，それ以外のウイルスに関しては図2に記載のウイルス検査試薬（あるいは上記のタカラバイオから市販されているウイルス検査試薬）やヒトに持続感染している DNA ウイルス 13 種類を網羅的に検査できる検査試薬（HHV1-8, BKV, JCV, AdV, HBV, B19：日本テクノサービス株式会社 [http://www.ntsbio.com/] から販売）が「研究用試薬」との位置づけではあるが，製品のウイルス安全性確保に貢献できると思われる．

一方，次世代シークエンサーを利用して含まれるウイルス由来シークエンスを網羅的に検出・解析する研究が進んでいる．検出感度，得られた結果の解釈の方法や得られた結果を実際のウイ

ルス安全性確保にどのように活かしていくかなど，解決すべき点が多くまだこれからの技術ではあるが，非常に魅力的な手法であり今後の更なる開発が望まれる．

3.6 ウイルスの迅速定量検査法

ヒトには多くのウイルスが持続感染しているため，再生医療の原材料へウイルスが混入するリスクは避けられない．治療のリスクとベネフィットとのバランスを考えるうえでも，混入するウイルスの種類と量を正確に測定することが必要である．筆者らは上記のプライマー・プローブ及び核酸増幅酵素を固相化する技術を応用した簡便・迅速な遺伝子定量系を作成している（図3）．

例示した EBV-DNA の定量系では，A-C の三つの well に既知濃度 (10^5, 10^3, 10^1 copies) の EBV（測定対象）と TBP（TATA binding protein：細胞 DNA 測定用）の陽性コントロール（Standard: SD）が固相化されている．また，A-G の 7 well 全てに EBV と TBP のプライマー・プローブも固相化されている（三つのプローブは別々の蛍光色素で標識されており，ハイブリダイズした際に発する蛍光の波長の違いにより識別可能）．一方，EBV と TBP の陽性コントロールには二つの配列とまったく別の内部コントロール（inner control：IC）配列が挿入されており，A-G well には IC と特異的にハイブリダイズする蛍光プローブも固相化されている．更に，H well には核酸増幅酵素が固相化されているため，全ての試薬が固相化された「定量ストリップ」を室温あるいは4℃で保存することが可能である．検査実施に際しては，A-C well に水，D-G にサンプル（2検体）を加え，バッファーを H well に加え溶かし込んだうえで酵素液とし A-G well に加えるだけで定量 PCR のセットアップが終了するため，セットアップ時間が著しく短縮するとともに，試薬の入れ間違いやピペッティングに伴うコンタミネーションの危険が大きく低下することが期待できる．

図4は実際の測定例で，A-C well で EBV，TBP 及び IC の蛍光がスタンダード（SD）量に依存したサイクル数で検出され（図4左），サンプル測定用に際しては EBV 陽性細胞数に依存したサイクル数で検出されるが IC の蛍光は検出されない（図4中）．一方，SD が存在する well においてのみ IC のプローブの蛍光が検出されるため，人為的に SD を混入した well では EBV と TBP に加え IC の蛍光も検出され，コンタミネーションが生じていることが容易に判別できる（図4右）．「定量ストリップ」は RNA の定量にも応用可能であることを確認済みで，既に多くのウイルスの定量ストリップが使用可能になっている．このような「定量ストリップ」は日本テクノサービスから入手可能である．また，この技術はウイルス以外の遺伝子の定量検査にも応用可能なため，興味の

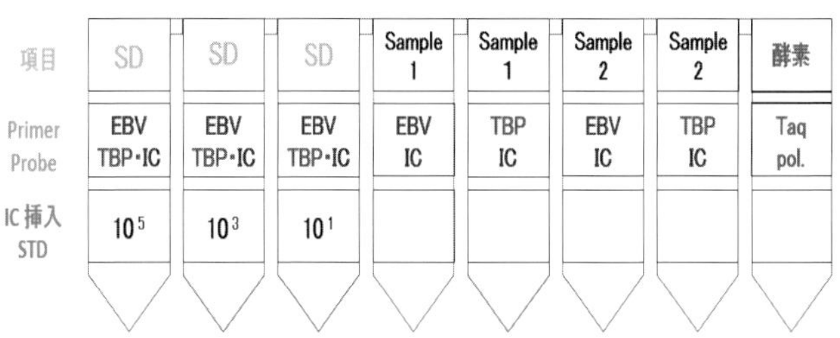

	A	B	C	D	E	F	G	H
項目	SD	SD	SD	Sample 1	Sample 1	Sample 2	Sample 2	酵素
Primer Probe	EBV TBP・IC	EBV TBP・IC	EBV TBP・IC	EBV IC	TBP IC	EBV IC	TBP IC	Taq pol.
IC 挿入 STD	10^5	10^3	10^1					

図3 「定量ストリップ」の一例（EBV の定量）
A-C で EBV と TBP の検量線を描き，その結果と D-G で測定した EBV と TBP 結果から EBV のコピー数を得る（copies/μg DNA）A-G に SD 特異的な IC の検出系が組み込まれており，IC の混入の有無を判別可能．H には核酸増幅酵素を固相化してあるため，室温あるいは 4℃保存が可能．

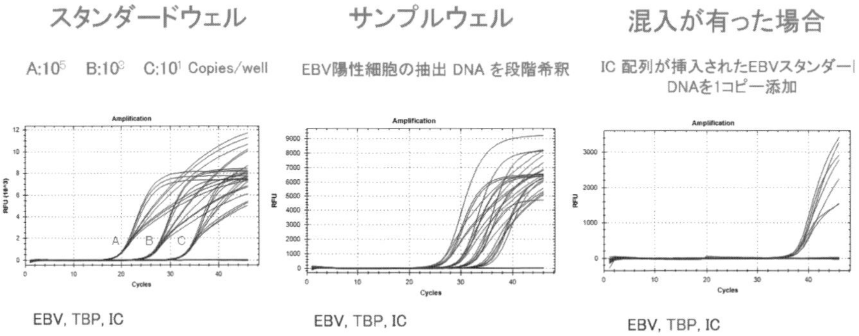

スタンダードウェル　　　　　サンプルウェル　　　　　混入が有った場合
A:10^5　B:10^3　C:10^1 Copies/well　　EBV陽性細胞の抽出DNAを段階希釈　　IC配列が挿入されたEBVスタンダードDNAを1コピー添加

EBV, TBP, IC　　　　　　　EBV, TBP, IC　　　　　　EBV, TBP, IC

図4　「定量ストリップ」を用いたEBVの定量
左側はSD（10^5, 10^3, 10^1 copies/tube），中はEBV感染細胞の段階希釈液，右側はEBV感染細胞＋EBV－SDを1コピー添加し，PCR増幅した結果を示す．

ある遺伝子の「定量ストリップ」を同社に製造委託することも可能である．

4　マイコプラズマの迅速検査法

4.1　日本薬局方参考情報記載のマイコプラズマ否定試験法

再生医療の安全性に関する指針[6]の最終製品の品質管理法には「適切なマイコプラズマ否定試験を実施すること」と記載されており，マイコプラズマ否定試験の実施は必須である．

マイコプラズマ否定試験法の詳細は日本薬局方（日局）参考情報「バイオテクノロジー応用医薬品／生物起源由来医薬品の製造に用いる細胞基材に対するマイコプラズマ否定試験」に記載されており，A．培養法，B．指標細胞を用いたDNA染色法，C．ポリメラーゼ連鎖反応（PCR）による検出法の三つの試験法が示されている．しかし，日局のA法，B法は試験結果を得るまでに1週間～1か月間を要することから，再生医療のマイコプラズマ否定試験には不向きである．また，C法として例示されているPCR法は，B法の補完的試験との位置づけであり，更に2段階（ネスティド）PCR法のためキャリーオーバーコンタミネーションの危険性が高いため安定的に実施することが困難である．しかも，欧州・米国薬局方に記載されている*Acholeplasma laidlawii*を検出できないことも明らかになっているため，C法のみで検査することは適当ではなかった．

一方，欧州薬局方（EP）では，適切なバリデーションを行うことにより，PCR法を含むNATを培養法又はDNA染色法の代替法として使用可能とし，そのためのバリデーション条件が提示されている[9]．EP準拠のバリデーション基準に適合したマイコプラズマ検出用PCR検出キットが既に市販されており，欧米では市販のキットをマイコプラズマ否定試験に用いた医薬品が承認されている．わが国でも再生医療関連指針に「マイコプラズマ否定試験については，検証された核酸増幅法を用いることでもよい」と記載されていたが，どのように検証されたものであればよいのかが明確ではなかった．この点も考慮して，マイコプラズマ否定試験法は改正案が公表され[10]，第十七改正日本薬局方（日局17）の参考情報にEPと同様にバリデーションの基準が示されることになった．

4.2 迅速マイコプラズマ否定試験法の開発

日局17参考情報には表1に示す6種類のマイコプラズマと1種類のアコレプラズマが検出感度のバリデーションに際して検討するべき菌種として示され（培養細胞から検出されることがある代表的な菌種として選定），核酸増幅法をA法（培養法）の代わりとして使用する場合には，これら7菌種が10 CFU/mLの感度で検出できる性能を持つことが求められている（B法の代替に使用する場合には100 CFU/mL）．CFU（colony forming unit）とは寒天培地に播種した際にできるコロニーの数を表すが，感度試験に使用する参照品には死菌も含まれるため，マイコプラズマのゲノムコピー数とCFUの比（gc/cfu ratio）が100以下（生菌1に対して死菌が99以下）の参照品を用いることが推奨されている．

なお，対象菌種として「昆虫細胞や植物由来細胞を製造に用いる場合は，上記のマイコプラズマに加えて，昆虫や植物に由来するマイコプラズマ（*Spiroplasma citri*など），鳥類に由来する細胞や試薬を製造に用いる場合は鳥類に由来するマイコプラズマ（*Mycoplasma synoviae*など）の検出が可能であることを評価する必要がある」とされ，合計9種類の菌株が示されている．これらの9種類の中に欧米の薬局方（EP, USP）に記載されている菌種も全て網羅されるため，9菌種を十分な感度で検出できる性能を持てば，世界各国で様々な製品のマイコプラズマ否定試験に使用可能な検査系とすることができる．

筆者らの研究室では，マルチプレックス法を応用したリアルタイムPCR法（プライマー11種類とプローブ6種類をマイコプラズマのリボソームRNA遺伝子領域に設定）により，マイコプラズマ及びその類縁菌142種類を検出可能（遺伝子配列から推定）な検出法を開発した（図5）．本検出法は上記9種類を含む合計17種類のマイコプラズマのゲノムDNAを10 copies/reactionの感度で検出可能なことを確認し，平成26年9月に国内特許出願，平成27年9月にPCT出願を完了した．既に東京医科歯科大学から試薬メーカー2社にライセンスアウトされており，日局17参考情報に準拠した性能を持つマイコプラズマ検出キットとして平成28年4月に上市された．日水製薬株式会社が販売するマイコプラズマ検査キットは，全ての試薬が8 wellストリップに固相化されているため試薬を分注する手間が省け，サンプルと陽性・陰性コントロールを添加して固相化試薬を溶解・混合するだけでリアルタイムPCR装置にかけることができる．また，高速型の核酸増幅酵素を使用しているため，セットアップ時間を含め1時間程度で検査結果を得ることが可能である（詳細は日水製薬のHPを参照）．更に，キットには上記IC配列を挿入した陽性コントロールが添付されているため，陽性コントロールのキャリーオーバーコンタミネーションの有無を容易に判別可能である．

この陽性コントロールは通常の検査や工程内検査には使用可能であるが，日局17準拠のマイコプラズマ否定試験として使用するためには，「陽性対照として既知量のマイコプラズマ菌株及び陰性対照を置くこと」が義務付けられるため注意が必要である[注]．

表1 日局17に示された検出感度のバリデーションに際して検討するべき菌種

	菌名	自然宿主
1	*Mycoplasma hyorhinis*	ブタ
2	*Mycoplasma orale*	ヒト
3	*Mycoplasma pneumoniae*	ヒト
4	*Mycoplasma salivarium*	ヒト
5	*Acholeplasma laidlawii*	ウシ
6	*Mycoplasma fermentans*	ヒト
7	*Mycoplasma arginini*	ウシ・ヤギ

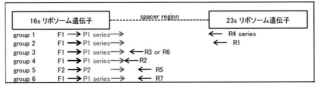

図5 マルチプレックス・リアルタイム PCR 法によるマイコプラズマ検査系

プライマー11種類,プローブ6種類をマイコプラズマ属の 16S-スペーサー-23S リボソーム遺伝子領域に設定したマルチプレックス PCR 法.142種類のマイコプラズマ属が検出可能と推定され,17種類のマイコプラズマ,アコレプラズマ,ウレアプラズマ,スピロプラズマが検出可能なことが実証されている.

注) 日局17参考情報には「試験は陽性対照(ランコントロール)[例えば100 CFU 以下又は100 CCU 以下の M. hyorhinis（ATCC 17981,NBRC 14858 又は同等の種又は株）]と陰性対照を置き実施する.陽性対照試験に使用するマイコプラズマ株は,公的又は適切と認められた機関より入手後,適切に管理された継代数の低いものにつき,接種単位をあらかじめ設定したうえで使用しなければならない.細胞懸濁液を検体とする場合にはマイコプラズマ汚染のないことが確認された細胞を陰性対照とし,細胞由来の核酸の存在下での核酸増幅法への影響についてもあらかじめ試験を実施し陽性シグナルが出ないことを確認しておくこと.検体からマイコプラズマの遺伝子が増幅されないときは,この試験に適合とする」と記載されている.

5 おわりに

現在の再生医療は自己組織・細胞を原材料とするものが主流で,原材料へのウイルス混入はあまり大きな問題となっていなかった.一方,同種(他家)細胞を使用した初の再生医療等製品である JCR ファーマ株式会社製のヒト(同種)骨髄由来間葉系幹細胞製剤「テムセル® HS 注：造血幹細胞移植後の急性移植片対宿主病の治療薬」が平成27年9月に製造販売承認され,同年11月に薬価収載された.今後,多くの同種細胞を使用した製品が開発されるものと思われる.同種細胞を使用した製品を製造する際,原材料のウイルス安全性の確保は製品の安全性を担保するうえで極めて重要な課題であり,ウイルス検査の重要性が再認識されるものと思われる.また,再生医療等製品は原材料が一定ではなく品質特性が明らかになっていないため,通常のプロセスバリデーションでは不十分であり,製造ごとにウイルス試験を含め様々な試験を実施する「ベリフィケーション」により安全性を担保することが求められるため,ウイルス検査の簡便・迅速化は重要な課題である.マイコプラズマについても,再生医療等製品を含むバイオテクノロジー応用製品の原材料への混入の可能性に加え,セルバンク(MSB,WCB)作成時の拡大培養中や最終製品の製造段階で増殖する危険性がある.したがって,各段階でのマイコプラズマ否定試験の実施は必須であり,万が

一混入があった際に素早く手当するため，そして作業者の業務量軽減のためにも簡便・迅速な検査法の導入は欠かせない．

本項では主に筆者らが東京医科歯科大学で開発したウイルス・マイコプラズマの迅速検査法を紹介したが，既に上市されている製品もあり読者の皆様に活用していただくことを願っている．

文　　　献

1) 原理からよくわかるリアルタイム PCR 完全実験ガイド 最強のステップ UP シリーズ．北條浩彦編．羊土社，2013．
2) 清水則夫，渡邊健，水上美樹．原理からよくわかるリアルタイム PCR 完全実験ガイド最強のステップ UP シリーズ，[4]遺伝子量解析　4) ウイルスゲノムの定性的検出, 5) ウイルスゲノムの定量的検出．北條浩彦編．羊土社，2008，p.169-189．
3) 大瀬塁，北条浩彦，清水則夫．原理からよくわかるリアルタイム PCR 完全実験ガイド 最強のステップ UP シリーズ，「基礎編－原理と基礎知識－　リアルタイム PCR を使った解析の基本 9,10 プライマー／プローブ設計の基本①，②」．北條浩彦編．羊土社，2013，p.64-74．
4) 小林哲，遊佐敬介，川崎ナナ．ウイルス等感染性因子安全性評価に関する研究．*Bull. Natl. Inst. Healty Sci.* 2013, **131**, p.7-15．
5) 清水則夫，外丸靖浩，渡邊健，森尾友宏．再生医療のための細胞製造反動ブック，第 7 章　培養細胞の微生物安全性．紀ノ岡正博監修．シーエムシー出版，2015，p.159-170．
6) 厚生労働省医薬食品局長．ヒト(同種)体性幹細胞加工医薬品等の品質及び安全性に確保に関する指針．薬食発第 0907 第 3 号，平成 24 年 9 月 7 日．http://www.nihs.go.jp/cbtp/sispsc/html/guideline1.html
7) 厚生労働省医薬食品局長，血液製剤のウイルスに対する安全性確保を目的とした核酸増幅検査(NAT)の実施に関するガイドライン．薬食発 0730 号第 1 号，平成 26 年 7 月 30 日．http://www.mhlw.go.jp/new-info/kobetu/iyaku/kenketsugo/140814_01.html
8) 清水則夫，渡邊健，外丸靖浩．原理からよくわかるリアルタイム PCR 完全実験ガイド 最強のステップ UP シリーズ，「実践編－プロトコールを中心に－Ⅳ章 遺伝子量解析 15 ウイルス感染症を診断するウイルスゲノムの定性的検査と定量的検査」．北條浩彦編．羊土社，2013，p.192-202．
9) European Pharmacopoeia: 2.6.7　Mycoplasmas, EP 7.0, p.156 (2011)．
10) バイオテクノロジー応用医薬品／生物起源由来医薬品の製造に用いる細胞機材に対するマイコプラズマ否定試験．https://www.pmda.go.jp/files/000164277.pdf．

［清水 則夫］

第3章

無菌試験法への適用

1 Milliflex® Rapid の迅速無菌試験への応用
　（バイオバーデン試験法への適用を含む）・・・・・・・・・・・・・ 46

2 バクテアラート 3D Dual-T・・・・・・・・・・・・・・・・・・・・・・・・・・ 54

第3章 無菌試験法への適用

1 Milliflex® Rapidの迅速無菌試験への応用
（バイオバーデン試験法への適用を含む）

1 はじめに

　無菌試験法は1932年に英国薬局方（BP）に初めて導入され，米国薬局方（USP）には1936年，日本薬局方（日局）には1951年に導入されて以降，2007年に日米欧三薬局方間で国際調和された．

　無菌試験法が薬局方に導入以来，使用する培地や試験条件に変更はあったものの，60年以上にわたり，液体培地を使った培養により微生物の増殖の有無を確認する方法を取ってきた．現在は，液状チオグリコール酸培地及びソイビーン・カゼイン・ダイジェスト培地の2種類の液体培地が用いられているが，目視により微生物の増殖を確認できるのは1mLあたりの微生物数が10^5〜10^6個以上になった時である．そのため，薬局方無菌試験法における培養期間は，生育の遅い微生物や損傷菌の検出を考慮し，14日間と定められている．加えて，無菌試験によって微生物汚染を検出できる確率は非常に低いとされている[1]．これは無菌試験によって各ロットから部分的に製品を抜き取り，更に各製品の容器から部分的に製剤を抜き取って試験を実施することや，汚染菌によっては目視で確認できるほど増殖できないものも存在することに起因する．

　迅速無菌試験法の導入は，製品の出荷までにかかる時間を短縮し，在庫の保管コスト削減や，製品の安定供給というメリットをもたらす．特に，有効期限の短い生物学的製剤の存在，パンデミックやバイオテロなどへの緊急対応など，迅速無菌試験法による早期出荷のニーズは高まっている[2]．また，早期に汚染を確認することは，影響を受けるバッチ数の削減にもつながる．

　このような状況の中，従来の培養による手法から迅速微生物試験法への移行が，規制当局の文書で支持され始めている[3,4]．現在，市場には様々な原理を用いた迅速微生物試験法があり，従来法の代替法としていくつかに分類されている[5]．そこで本項では，ATPバイオルミネッセンス法を原理としたMilliflex Rapid微生物迅速検出システムの無菌試験法への適用を中心に解説する．

2 Milliflex Rapid 微生物迅速検出システム

　本来，Milliflex Rapid微生物迅速検出システムは，微生物を定量的に計測するバイオバーデン試験の迅速化のために開発されたシステムである（図1）．ATPバイオルミネッセンス法を原理とし，ろ過可能な試料中の微生物汚染を従来培養法の約1/4の期間で検出することができる．メンブラン上に捕捉された生菌を1CFUから検出・計数し，従来法と同様にコロニー形成単位（CFU）で結果を表示するため，従来法により得られた過去のデータと直接比較することが可能である．

　Milliflex Rapidは，①メンブランフィルター法，②ATPバイオルミネッセンス法，③画像解析といった確立された3種類のテクノロジーを融合したシステムである．①メンブランフィルター法は，日米欧三薬局方や国際薬局方（IP: International Pharmacopoeia）にて推奨されている培養

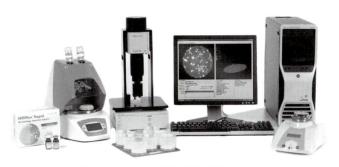

図1　Milliflex Rapid 微生物迅速検出システム

法である．多量の試料をろ過処理し，試料中の微生物生育阻害因子をろ過洗浄により容易に洗浄除去することが可能である．②ATPバイオルミネッセンス法は，従来法の代替法として規制当局の文書にも記されている[2,3]．生菌のみに検出されるATP（アデノシン三リン酸）が細胞生存の指標となる．生菌のみを検出するため，生菌・死菌ともに検出してしまう方法とは異なり，偽陽性が生じる確率を低減し試験の信頼性向上につながる．③画像解析では，目視検査を必要とする従来の方法と違い，本装置はマイクロコロニーを数えるためにCCDカメラを使用している．測定時に必要とされるATP濃度は約200アトモルで，菌の状態にもよるが，これは真菌細胞1個又は細菌細胞約100個分に相当する．画像解析ソフトウェアが各細胞（又はマイクロコロニー）からの生物発光を数千倍に増強し，CCDカメラがメンブラン上の微生物からの発光シグナルを取り込み，画像処理プロセッサで生菌数（＝輝点）を計数し，モニター上に表示する．

3　Milliflex Rapid システムによるバイオバーデン試験の手順

Milliflex Rapid 微生物迅速検出システムを用いたバイオバーデン試験の手順を以下に示す（図2）．

Milliflex Rapid システムはメンブランフィルター法を採用しているため，試料の処理方法は従

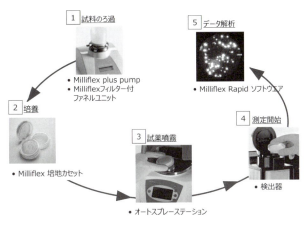

図2　Milliflex Rapid による試験の流れ

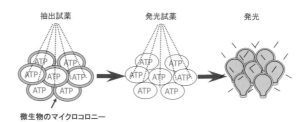

図3 ATP生物発光反応の原理

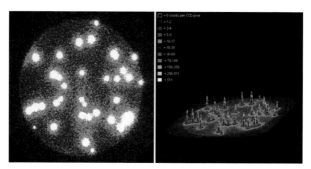

図4 Milliflex Rapidによる測定結果イメージ

表1 菌種別の培養時間例

菌種	Milliflex Rapid	メンブランフィルター法
Escherichia . coli	6h	24h
Pseudomonas aeruginosa	8h	72h
Staphylococcus aureus	7h	48h
Bacillus subtilis	8h	48h
Candida albicans	4h	48h
Aspergillus brasiliensis	6h	48h

来のメンブランフィルター法とほとんど変わらない．まず，滅菌済みのディスポーザブルMilliflexフィルターユニットを用いて，目的の試料溶液をろ過する．必要であればろ過洗浄をし，試料中の生育阻害物質を洗い流す．フィルターを培地カセットに貼り付けて短時間培養することにより，フィルターに捕捉した微生物はマイクロコロニーの状態になる．

培養後，Milliflexカンテン培地カセットからフィルターを外した後，クリーンベンチ内でフィルターを乾燥させ，Milliflex AutoSprayStation（試薬スプレー）にセットしてATP抽出試薬を噴霧する．この操作によりマイクロコロニーの細胞からATPが抽出され，フィルターを乾燥後，発光試薬をすばやくフィルター全体に自動で噴霧する．すると，目視では確認できないが，フィルター上でATPバイオルミネッセンス反応が起こる（図3）．

フィルターユニットをMilliflex Rapid検出器に移し，PC画面の「Run Test」ボタンをクリックすることで測定を開始する．コロニー数（CFU単位）及びフィルター上のマイクロコロニーの画像は，自動で記録・表示・保存される（図4）．菌種別の培養時間例（表1）に示されているとおり，生育の比較的早い新鮮培養菌であれば，その日のうちに検出することも可能である．

4 無菌試験への応用

製薬業界において，無菌試験は無菌であることが求められている全ての製剤に必須の出荷検査である．しかしながら，従来の無菌試験では，最終結果を得るために14日間の培養期間が必要となるため，製品出荷におけるボトルネックとなっている．そこで，Milliflex Rapidシステムを使った迅速無菌試験が，これまでいくつかの製薬企業により検証・実施された[6]．

バイオバーデン試験と無菌試験で異なる点の一つに，使用する培地の違いがある．バイオバーデン試験では，ソイビーン・カゼイン・ダイジェストカンテン培地やサブロー・ブドウ糖カンテン培地などのカンテン培地を使用するのに対し，無菌試験では，液状チオグリコール酸培地やソイビーン・カゼイン・ダイジェスト培地といった2種類の液体培地を使用する．前述のとおり，Milliflex Rapidシステムは，本来バイオバーデン試験の迅速化のために設計されたシステムであるため，従来の無菌試験のような，液体培地での培養が困難である．そのため，液体培地の代替として迅速無菌試験用培地（RSTM培地：図5）を用いる[7]．一方，従来の無菌試験では，液状チオグリコール酸培地により，①30～35℃で生育可能な嫌気性細菌と②30～35℃で生育可能な好気性細菌を，ソイビーン・カゼイン・ダイジェスト培地により，③20～25℃で生育可能な真菌及び好気性細菌を検出している．そこで，Milliflex Rapidシステムを使った無菌試験では，三つの滅菌済みディスポーザブルMilliflexフィルターユニットを用いて試料をろ過し，フィルターをRSTM培地に貼り付けた後，汚染微生物を好気的条件下で20～25℃及び30～35℃，嫌気的条件下で30～35℃の三つの条件で培養する．日局の無菌試験法では，他に規定されていない限り，無菌試験に供する最少試料採取量及び最少供試個数がそれぞれの培地あたりで定められているため，三つの培地を用いるMilliflex Rapidシステムでは，2種類の液体培地を用いる従来の無菌試験法と比較し，一試験に必要な試料採取量及び供試個数の合計は1.5倍となることが注意点である．

また，メンブランフィルター法による無菌試験を実施する場合，ステリテストのような閉鎖系フィルターユニットを使用するのが従来の方法である．しかしながら，Milliflex Rapidシステムに用いるフィルターは開放系フィルターユニットであることから，試験を実施する環境はアイソレーター内を推奨する．アイソレーター内の除染には過酸化水素蒸気を用いることが多いため，過酸化水素蒸気対応の吸引ポンプを使用する必要がある．

培養期間は損傷菌の生育遅延を考慮し，更に安全係数を加えて5日間としているが，ほとんどの微生物は，5日間の培養後，フィルター上に目視で確認できるコロニーを形成する．その場合はMilliflex Rapidシステムにて測定はせず，無菌試験に適合せずと判定する．目視にてコロニーが確認されなければ，フィルターをカンテン培地から取り外した後ATP試薬を噴霧し，最終的な汚染の確認をするために検出器で測定する．システムにてマイクロコロニー（＝輝点）が検出されなければ無菌試験に適合，検出された場合は適合せずと判定する．また，測定後の菌種の同定は，フィルターを新しいカンテン培地の上に再度貼り付けて培養し，目視で確認できる大きさのコロニーにすることにより，これまでと同様の手法を用いることが可能である[8]．

このMilliflex Rapidシステムを用いた迅速無菌試験法は，FDAの生物学的製剤評価研究センター（CBER）により，無菌性試験の代替

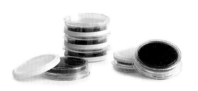

図5　Milliflex Rapid 迅速無菌試験用培地（RSTM培地）

法として使用できると評価されている[1, 9]．この報告では，従来法及びいくつかの迅速無菌試験法との比較検証をしている．その結果，Milliflex Rapid システムを用いた迅速無菌試験法では，生育が非常に遅くバリデーションの際のワースト菌として選択される *Propionibacterium acnes* や *Bacteroides vulgatus* を最も早く検出し，また，唯一 Milliflex Rapid システムのみが，試料中にチメロサールのような微生物の生育を阻害する物質を含む場合であっても，ほとんどの微生物を検出することが可能であったとされている．これは，Milliflex Rapid システムがメンブランフィルター法を採用しているため，試料のろ過後，フィルターを洗浄液などでろ過洗浄することにより，発育阻害物質を除去することができたからであると考える．

5 Milliflex Rapid システムによる迅速無菌試験の方法

標準的な試験方法を図2に示す．試料のろ過はアイソレーター内で行う．試料をろ過する前に，試料を一つの無菌容器にプールし，必要であれば溶解・希釈をしておく．三つの滅菌済みディスポーザブル Milliflex フィルターユニットを洗浄液などでプレウエッティングし，容器に入れた試料を3等分してろ過する．試料のろ過は過酸化水素ガス耐性の Milliflex 専用吸引ポンプを用い，必要に応じてフィルターのろ過洗浄を行う．ここまでの手順は試料採取量及び供試個数と，ろ過操作に Milliflex を用いることを除けば，従来のメンブランフィルター法による無菌試験と同様である．つまり，プレウエッティングやろ過洗浄に用いる洗浄液の種類や量，ろ過洗浄の回数は，基本的には従来法が適用可能である．試料のろ過後，フィルターを RSTM 培地に貼り付け，フィルターユニットのファネル部分を切り離す．嫌気培養用の検体は，嫌気ジャーなどに入れ，アイソレーター内の操作は終了となる．RSTM 培地に貼り付けたフィルターは，好気的条件下で 20 ～ 25℃ 及び 30 ～ 35℃，嫌気的条件下で 30 ～ 35℃ の三つの条件で5日間培養する．

5日間の培養後，まず，目視確認により，フィルター上にコロニーが形成されていないことを確認する．コロニーが形成されていない検体をクリーンベンチ内に入れ，フィルターを培地カセットから取り外し，フィルターが乾燥するまで待つ．乾燥したフィルターを Milliflex AutoSprayStation（試薬スプレー）にセットして ATP 抽出試薬及び発光試薬を噴霧する．試薬の噴霧後，すぐにフィルターを Milliflex Rapid 検出器に移し測定を開始する．測定結果はコロニー数（CFU 単位）及びフィルター上のマイクロコロニーの画像として，自動で記録・表示・保存される．

5.1 検出時間の検証

この検証では，Milliflex Rapid システムによる迅速無菌試験法が，従来の無菌試験法よりも短い期間（5日間以内）で指標菌を検出できる，つまり迅速に検出可能であることを確認した．試験方法は上記に示した通り．ただし，洗浄液 A に表2に示した試験菌を 10 ～ 100 CFU 以下になるように接種したものを試料として用いた．

従来法として，Steritest™ システムを用いたメンブランフィルター法による無菌試験を実施した．このシステムは，Steritest™ Symbio ポンプ（図6）と専用の閉鎖系フィルターユニットで構成され，加圧ろ過により試料のろ過から培地の充填まで行うことができる．従来法の培養条件は日局に従い，30 ～ 35℃で培養する嫌気性細菌及び好気性細菌は液状チオグリコール酸培地で，20 ～ 25℃で培養する真菌及び好気性細菌はソイビーン・カゼイン・ダイジェスト培地で培養し，目視で菌の増殖を確認した．

表2 迅速無菌試験法の検証に用いた菌株

菌株		培養温度	培養条件
Aspergillus brasiliensis	ATCC 16404	20〜25℃	好気
Bacillus licheniformis 野生型	環境分離菌	30〜35℃	好気
Bacillus subtilis	ATCC 6633	30〜35℃	好気
Bacteroides vulgatus	ATCC 8482	30〜35℃	嫌気
Burkholderia cepacia	ATCC 25416	30〜35℃	好気
Candida albicans	ATCC 1023	20〜25℃	好気
Candida parapsilopsis 野生型	環境分離菌	20〜25℃	好気
Clostridium sporogenes	ATCC 19404	30〜35℃	嫌気
Escherichia coli	ATCC 8739	30〜35℃	好気
Kocuria rhizophila	ATCC 9341	30〜35℃	好気
Methylobacterium extorquens	ATCC 43645	20〜25℃	好気
Micrococcus spp. 野生型	環境分離菌	30〜35℃	好気
Paenibacillus lautus 野生型	環境分離菌	30〜35℃	好気
Penicillium chrysogenum	ATCC 9179	20〜25℃	好気
Propionibacterium acnes type I	ATCC 6919	30〜35℃	嫌気
Propionibacterium acnes type III 野生型	環境分離菌	30〜35℃	嫌気
Pseudomonas aeruginosa	ATCC 9027	30〜35℃	好気
Ralstonia pickettii 野生型	環境分離菌	30〜35℃	好気
Staphylococcus aureus	ATCC 6538	30〜35℃	好気
Staphylococcus epidermidis 野生型	環境分離菌	30〜35℃	好気

試験結果(表3)より,Milliflex Rapidシステムによる迅速無菌試験法は,今回試験に用いた20菌種のうち,*Bacteroides vulgatus* を除く全ての微生物が,従来の無菌試験法よりも短い培養時間で検出可能であった.*Bacteroides vulgatus* は,従来法の方が早く検出できることがわかった.しかしながら,Milliflex Rapidシステムによる迅速無菌試験法では,*Bacteroides vulgatus* を含む全ての指標菌が5日間以内に検出することが可能であった.

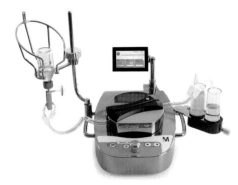

図6 Steritest™ Symbio ポンプ

表3 Milliflex Rapid による無菌試験法:検出時間の検証

菌株	従来法より迅速に検出可能	5日間以内に検出可能
Aspergillus brasiliensis	Pass	Pass
Bacillus licheniformis	Pass	Pass
Bacillus subtilis	Pass	Pass
Bacteroides vulgatus	Did not pass	Pass
Burkholderia cepacia	Pass	Pass
Candida albicans	Pass	Pass
Candida parapsilopsis	Pass	Pass
Clostridium sporogenes	Pass	Pass
Escherichia coli	Pass	Pass
Kocuria rhizophila	Pass	Pass
Methylobacterium extorquens	Pass	Pass
Micrococcus spp.	Pass	Pass
Paenibacillus lautus	Pass	Pass
Penicillium chrysogenum	Pass	Pass
Propionibacterium acnes type I	Pass	Pass
Propionibacterium acnes type III	Pass	Pass
Pseudomonas aeruginosa	Pass	Pass
Ralstonia pickettii	Pass	Pass
Staphylococcus aureus	Pass	Pass
Staphylococcus epidermidis	Pass	Pass

5.2 検出限界の検証

前述のように，Milliflex Rapidシステムは微生物を定量的に計測するバイオバーデン試験の迅速化のために開発されたシステムである．その検出限界は1 CFUであり，無菌試験への応用にあたっては，システムが1 CFU以上のマイクロコロニーを計数することにより，無菌試験陽性とみなす．

この検証では，Milliflex Rapidシステムによる迅速法とSteritestシステムによる従来法において，試料に1 CFUの微生物が混入した時に，無菌試験陽性と判定される確率が同じであることを確認する．しかし実際には，1 CFUの菌液を確実に作製するのは困難であることから，菌数レベルの非常に低い菌液を作製し，検証に使用する．N数は菌種ごとに20検体とし，①Milliflex Rapidシステムによる迅速法の計数結果に1 CFUを示す結果が存在し，かつ，②Steritestシステムによる従来法のうち少なくとも50%の検体において微生物の増殖を示すことを以って検出限界1 CFUとみなす．また，③迅速法と従来法の陽性結果の検出確率が同等であることを，カイ二乗検定でP値≧0.05を示すことで統計学的に証明した．

試験結果（表4）より，全ての菌種において結果は合格となったことから，Milliflex Rapidシステムによる迅速法で1 CFUを検出するということは，Steritestシステムによる従来法で陽性を検出することと同等であるといえる．

6 Milliflex Rapidシステムによる迅速無菌試験の導入と限界

Milliflex Rapidシステムによる迅速無菌試験の導入にあたっては，まず，試料がろ過可能であることが前提となる．従来の無菌試験法がメンブランフィルター法であれば，試料の調製やろ過洗浄の条件をそのまま適用できることが多く，更に導入しやすい．また，試料由来の発光反応や，ATPバイオルミネッセンス反応を阻害する反応がないことが必要とされ，このような反応が認められた場合，原因となる物質を除去する検討をしなければならない．

また，試料のろ過に開放系のフィルターユニットを使うため，迅速無菌試験を目的にシステムを導入する場合には，専用ろ過ポンプをアイソレーター内に設置することを推奨としているため，初期導入費用が高額になることを考慮する必要がある．

測定後の菌種の同定はフィルターの再培養により可能であるが，100パーセント確実な方法ではない．5日間という培養期間は，生育の遅い微生物や損傷菌の検出と安全係数を含んでいるため，

表4 Milliflex Rapidによる無菌試験法：検出限界の検証

	迅速法で 1 CFUを検出	従来法で >50%が陽性	統計学的同等性
Aspergillus brasiliensis	Pass	Pass	Pass
Bacillus subtilis	Pass	Pass	Pass
Burkholderia cepacia	Pass	Pass	Pass
Candida albicans	Pass	Pass	Pass
Clostridium sporogenes	Pass	Pass	Pass
Escherichia coli	Pass	Pass	Pass
Paenibacillus lautus	Pass	Pass	Pass
Propionibacterium acnes type I	Pass	Pass	Pass
Pseudomonas aeruginosa	Pass	Pass	Pass
Ralstonia pickettii	Pass	Pass	Pass
Staphylococcus epidermidis	Pass	Pass	Pass
Staphylococcus aureus	Pass	Pass	Pass

培養後のマイクロコロニーは，目視では確認できないものの比較的大きく成長しているものと思われる．ATPバイオルミネッセンス反応を起こすため，ATP抽出試薬を噴霧するが，この際大きなマイクロコロニーは表面の細胞のみが破壊される．そして，細胞が破壊されていない中心部の細胞が，再培養により目視で確認できるコロニーへと増殖するのである．しかしながら，万が一，マイクロコロニーの全ての細胞がATP抽出試薬によって破壊されてしまった場合，菌種の同定ができず，汚染原因を解明することが不可能となる．このような場合の対処方法について，あらかじめ決めた上で導入することが望ましい．

7 おわりに

　Milliflex Rapid 微生物迅速検出システムは，本来バイオバーデン試験の迅速化のために設計されたシステムであるが，現在は，無菌試験への応用も進んでいる．従来の無菌試験法は，今から60年以上も前に確立された手法であり，汚染菌の検出感度は低いにもかかわらず，14日間も培養を待たなければならない．また，迅速微生物試験法が日本の医薬品業界で話題になり始めてから約15年が経過し，市場には様々な原理を用いた迅速微生物試験法が続々と登場している．いよいよ実用化が本格的に進む時代が来たのではないだろうか．

　一方，無菌試験法は無菌であることが求められる製剤の出荷判定に用いられるため，微生物迅速試験の中でも迅速無菌試験導入のハードルは高いという印象が強い．しかしながら，上述のとおり，従来の無菌試験法による汚染菌の検出感度は低いことを考えると，優れた技術があれば積極的に導入するべきである．より精度の高い微生物試験の結果を迅速に得るために，本稿が迅速微生物試験法の導入の際の一助となれば幸いである．

文　献

1) TGA. GUIDELINES FOR STERILITY TESTING OF THERAPEUTIC GOODS. 2006.
2) Parveen, Sl.; Kaur, S.; David, SA.; Kenney, JL.; McCormick, WM.; Gupta, RK. Evaluation of growth based rapid microbiological methods for sterility testing of vaccines and other biological products. *Vaccines*. 2011, **29**(45), p.8012-8023.
3) FDA guidance for industry. PAT-A Framework for Innovative Pharmaceutical Manufacturing and Quality Assurance. September 2004.
4) Helen Winkle. FDA/OPS meeting. 2004-04-13, p.104-110, 136.
5) PDA Technical Report No.33 (Revised 2013) Evaluation, Validation and Implementation of Alternative and Rapid Microbiological Methods.
6) Gray, JC.; Stärk, A.; Berchtold, M.; Mercier, M.; Neuhaus, G.; Wirth, A. Introduction of a rapid microbiological method as an alternative to the pharmacopoeial method for the sterility test. *American Pharmaceutical Review*. september / october 2010.
7) Gray, JC.; Staerk, A.; Berchtold, M.; Hecker, W.; Neuhaus, G.; Wirth A. Growth-promoting properties of different solid nutrient media evaluated with stressed and unstressed microorganisms: Pre-study for the validation of a rapid sterility test. *PDA Journal of Pharmaceutical Science and Technology*. 2010, **64**(3), p.249-263.
8) Gray, JC.; Morandell, D.; Gapp, G.; Le Goff, N.; Neuhaus, G.; Staerk, A. Identification of microorganisms after Milliflex Rapid Detection – a possibility to identify non-sterile findings in the Milliflex Rapid Sterility Test. *PDA Journal of Pharmaceutical Science and Technology*. 2011, **65**(1), p.42-54.
9) FDA, Center for Biologics Evaluation and Research (CBER). Rockville (MD) 2010 – Identifying faster sterility test for biological products.

［小林 央子］

第3章 無菌試験法への適用

2 バクテアラート 3D Dual-T

1 はじめに

　消費者の安全性を確保するため，無菌医薬品製造においては三つの主要薬局方である U. S. Pharmacopeia <71>, European Pharmacopoeia 2.6.1, 日本薬局方に記載された無菌試験を実施し，治療に用いる医薬品に微生物汚染がないことを確認しなければならない．しかし，無菌試験法における二つの問題点として，①試験結果の解釈をヒトが行うことによる結果の変動と②14日間という培養期間の長さが挙げられる．こういった問題に対処するため，ビオメリュー社は20～25℃及び30～35℃の2温度帯での培養と，リアルタイムでの検出が可能な自動微生物検出システム バクテアラート 3D Dual-T を開発した．2010年の発売以降，USP<1223>，EP 5.1.6，FDA 21 CFR 610.9，PAT イニシアチブ，また代替微生物検出法に関する米国 PDA 製薬学会テクニカルレポート No.33 に基づき，全世界における医薬品製造企業への導入が進み，有効成分や中間体，製造工程内サンプルや最終製品の無菌試験などに使用されている．
　本項では，バクテアラート 3D Dual-T の原理と，医薬品製造現場へ導入するために必要な試験及びバリデーションに関するデータ，また本装置を用いたときに期待される応用例などを紹介する．

2 原理

2.1 装置

　1997年より販売されているバクテアラート 3D システム (標準のバクテアラート 3D システム) は，30～35℃での振とう培養を行うインキュベーター・モジュールと，インキュベーター・モジュールの動作を管理するソフトウェアと操作画面を有するコントロール・モジュールから構成される自動微生物検出装置である．バクテアラート 3D Dual-T は，標準のバクテアラート 3D システムと LT モジュール (図1①) で構成され，LT モジュールは 20～25℃での振とう培養が可能である．バクテアラート 3D システムのコントローラーモジュールに含まれるソフトウェアによって，標準のインキュベーター・モジュールと LT モジュールの両方の操作が可能で，30～35℃培養用インキュベーター・モジュールと 20～25℃培養用 LT モジュールはそれぞれ60本の培養ボトルが搭載可能なドロアーを四つ持つ．なお，標準のバクテアラート 3D システムは，ソフトウェアと二つのドロアーを持つコンビネーション・モジュールでも代用可能である．

2 バクテアラート 3D Dual-T

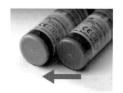
Color change on the sensor

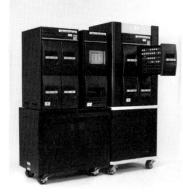
① BacT/ALERT® 3D Dual-T

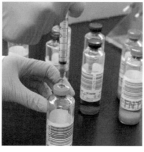
② Bottles

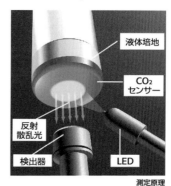
③ Principle

図1　BacT/ALERT® 3D Dual-T システム及び培養ボトル

2.2　ボトル

　バクテアラート 3D シリーズでは，専用培地ボトル（図1 ②）を使用する．専用培地ボトルは作業者の安全を確保するため，プラスチックでできており，底面に二酸化炭素センサーシリコンを有する．培地の基本組成はトリプケースソイブイヨンとし，微生物の酸素要求性に従って，主に好気性菌をターゲットとした好気用ボトルである iAST, iFA, iFA Plus ボトル，主に嫌気性菌及び通性嫌気性菌をターゲットとした嫌気用ボトルである iNST, iFN, iFN Plus ボトルに分かれている．他に，培地量が半分の iPF ボトルや，主に食品製造分野にて用いられる，炭素源を強化した培地を含み強酸性食品や飲料中の乳酸菌や真菌の検出に適した iLYM ボトルがある．

　なお，iFA ボトル及び iFN ボトルには活性炭が，iFA Plus ボトル及び iFN Plus ボトルには APB（Adsorbent Polymeric Beads）と呼ばれる吸着ビーズが含まれている．これは，微生物汚染のリスクを軽減するために細胞培養用培地や生体組織／細胞輸送用培地によく使用される抗菌薬を吸着することで，これらの培地サンプル中に含まれる汚染微生物を発育させるためである．特に iFA Plus ボトル及び iFN Plus ボトルで採用している APB は，iFA ボトル及び iFN ボトルの活性炭よりも抗菌薬中和能などを向上させている．これらのボトルの発育支持能や抗菌薬中和能については後述の「3.3 抗菌薬中和剤入り新培養ボトルに関する検証」を参照されたい．

2.3　原理

　バクテアラート 3D シリーズの検出原理は，培地ボトルの底面にある二酸化炭素センサーの色調変化を連続モニタリングするカラリメトリック技術である（図1 ③）．

　各培地ボトルの底面にあるセンサーは，培地中の微生物の発育に伴い産生される CO_2 による pH 低下によって灰色（緑色）から黄色に変色し，バクテアラート 3D シリーズの装置は10分ごと

の連続モニタリングによって，このセンサーの色調変化を読み取る．この読み取りは，センサー部にLEDを照射し，得られる反射散乱光をフォトダイオードが検知することによって行われる．ヒューマンエラーを最小限にするために，検知した情報データは自動的に送信され，記録，分析，保存される．この二酸化炭素センサーの着色は長期間維持され，継続的な反射散乱光量のモニタリングによって微生物の増殖曲線と類似したプロットが形成される．この連続プロットはソフトウェアによって経時的に分析され，三つのアルゴリズム（CO_2加速度的変化アルゴリズム，CO_2生成率アルゴリズム，CO_2絶対値アルゴリズム）によって微生物の有無が検出される．バクテアラート3Dシリーズでの検出は微生物にダメージを与えることなく行われるため，培地中で発育した菌体を同定試験やその後のタイピング試験に使用することが可能である．

3 検証データ

バクテアラート3D Dual-Tを医薬品製造分野における無菌試験法へ適用するため，製造元のビオメリュー社において様々な検証が実施されてきた．ここでは，その一部を紹介する．

3.1 バクテアラート3D LTモジュールに関する工学的（物理的）検証[1]

バクテアラート3D Dual-Tにおいて低温度帯の培養を担うLTモジュールの工学的（物理的）検証を，多様な環境条件を想定し，以下に示す条件下で実施した．

E1. 相対湿度20％及び60％時に15℃
E2. 相対湿度60％時に20℃
E3. 相対湿度20％及び60％時に24℃

3.1.1 材料及び方法

3.1のE1～E3に示す三つの条件の環境にLTモジュール3台をそれぞれ設置した．培養温度を22.5℃に設定した場合の各LTモジュールにおける全ドロワー内の温度分布を，水を含む温度プローブ（Hart Scientific社）を用いて測定した．温度プローブは各LTモジュールの全ドロワーに3本ずつ，1台あたり合計12本配置した．各プローブ内の水温を各テストケースの期間中，1分間隔で測定した．二つの連続する測定ポイントの間で水温が0.5℃以上異なる場合は，「不安定」とみなし，テストケース中三つ以上の不安定なデータポイントがあった場合には，そのプローブのデータを除外した．温度プローブごとの平均温度及び標準偏差を算出した．LTモジュールの培養温度を22.5℃と設定した場合，実培養温度の95％予測区間が20～25℃内に収まるということを許容基準とした．

また，本試験においては，以下の項目も実施した．
①装置安定性の検証
②バクテアラート3Dファームウェアに温度エラーが発生しないことの検証
③装置表面に結露が認められないことの確認
④LTモジュール冷却ユニット内の結露水が水滴受けに回収されることの確認

3.1.2 結果

全プローブの経時的温度を平均した場合，95％予測区間の上限は24.9℃，下限は21.5℃であった．本テストケースにより，15～24℃の周囲操作温度及び各相対湿度において，LTモジュール内の温度は安定的であることが示された．

また，LTモジュールの培養温度を22.5℃と設定した場合，LTモジュール全3台ともに全ての

環境条件及び項目に対して規定された許容基準に合格した．

3.2　バクテアラート 3D Dual-T の検証

バクテアラート 3D Dual-T のバリデーションは，ユーザーによる実際の使用を想定して実施した．また，20 ～ 25℃培養で使用した場合の iAST，iFA，iPF 及び iLYM ボトルの発育支持能及び有効期間内の安定性を確認するために微生物学的（生物学的）テストケースも実施した．

■**3.2.1　バクテアラート 3D Dual-T の実際の使用を想定した検証**[1]

3.2.1.1　材料及び方法

LT モジュール 2 台を用いてバリデーションを行った．1 台目は 50 Hz，2 台目は 60 Hz でそれぞれ適切なバクテアラート 3D ファームウェアによって稼働させた．以下の二つの設置条件を想定してそれぞれ設置した．

条件 1：
使用中の標準のバクテアラート 3D に LT モジュールを増設
➡ビオメリュー社内でテスト実施前より使用していた標準のバクテアラート 3D システムに LT モジュールを増設

条件 2：
バクテアラート 3D Dual-T として新たに設置
➡新品の標準のバクテアラート 3D システムと LT モジュールを接続して設置

バリデーション期間中，装置の温度確認画面で LT モジュールの温度安定性を毎日確認した．また，下に示すバリデーションテストケースにおいて該当する場合には，温度は BacT/VIEW ソフトウェアで記録した．装置を設置した検査室の室温は，較正済みの温度計を用いて毎日確認した．また操作は関連のユーザーマニュアルに従って実施した．

バリデーションは，バリデーション計画に従って実行し，バクテアラート 3D Dual-T が使用目的に適合することを確認した．バリデーションテストケースは以下の九つのケースで構成された．

T1：Select Mode での機能性
Select Mode 設定条件下で，メインスクリーンの機能確認，ボトルの装填及び取り出し，データ測定，アルゴリズム運用，及び微生物の検出を実施．

T2：SelectLink Mode での機能性
SelectLink Mode 設定条件下で，T1 と同様のワークフローに加え，LIS 通信テストを実施．

T3：Signature Mode での機能性
Signature Mode 設定条件下で，T1 と同様のワークフローに加え，バクテアラート 3D コントロール・モジュールと BacT/VIEW 間の情報通信・転送を実施．

T4：較正
LT モジュールとバクテアラート 3D インキュベーター・モジュール内のセル較正の機能確認及び較正レポートの作成を実施．LT モジュールのセルの無効化により適切な QC 較正エラーが発生することの確認．

T5：バックアップ管理
手動及び自動バックアップ機能の確認．

T6：21 CFR Part 11：
21 CFR Part 11 モードにおけるユーザーとパスワードの作成機能の確認とセルの有効化／無効

化，培養温度設定変更，及び未登録ボトルが正しく監査証跡内に記録されることの確認．

T7：ハードウェア及びラベリング

ハードウェア要件とバクテアラート 3D Dual-T 内の機能の検証．バクテアラート 3D Dual-T ユーザーマニュアルのラベリング手順の検証．

T8：最大容量試験

培養ボトルを満載にした状態でのワークフロー実施とバクテアラート 3D Dual-T の機能確認．

T9：培養温度

バクテアラート 3D Dual-T の両インキュベーター・モジュールにおける，温度設定，較正及び設定温度の安定性を確認．

3.2.1.2 結果

一連のバリデーションテストを全て実施した結果，バリデーションテストケースに含まれる九つの全てのケースにおいて定義された許容基準を満たし，想定される使用目的においてバクテアラート 3D Dual-T が対応できる客観的結果が得られた．

■3.2.2 20〜25℃設定時におけるバクテアラート培養ボトルのバリデーション[1]

3.2.2.1 材料及び方法

20〜25℃培養における iAST，iFA，iPF 及び iLYM ボトルの発育支持能を検証するために，検出時間，有効期限内安定性及び品質管理に関する試験を実施した．

検出時間の検証については，iAST，iFA，iPF ボトルは *Aspergillus brasiliensis*（ATCC 16404），*Candida albicans*（ATCC 10231），*Bacillus subtilis*（ATCC 6633），*Pseudomonas aeruginosa*（ATCC 9027）及び *Kocuria rhizophila*（ATCC 9341）で，iLYM ボトルは，*A. brasiliensis*（ATCC 16404），*C. albicans*（ATCC 10231）で実施した．全ての培養ボトルについて，100 CFU 未満の菌量を接種して試験し，また比較対照として，同菌株を用いた局方の無菌試験を実施した．各菌株について，3ロット以上の各培養ボトルを用いてロットごとに N=10 以上で試験した．局方に従った無菌試験は N=5 で実施した．

20〜25℃培養条件下で iAST，iFA，iPF 及び iLYM 培養ボトルが有効期限内は使用可能であることを検証するため，各培養ボトルについて，残有効期間が異なる3ロット以上を用いて 20〜25℃培養を実施した．安定性試験として，各培養ボトルに対して 45℃で5日間の熱曝露条件及び冷凍/解凍サイクルに曝露した3か月の有効期限を有するボトルも用意し，20〜25℃培養を実施した．接種後，全ての培養ボトルを LT モジュール内に設置した．装置へセットする際は，それぞれの組み合わせが各ドロワー内に均等となるように配置した．

3.2.2.2 結果

表1に示す通り，iAST，iFA，iPF，iLYM ボトルで全て細菌は3日間以内，真菌は5日間以内に検出されて許容基準に適合し，20〜25℃培養である LT モジュールでの使用が可能であることが確認された．なお，本試験の詳細な結果は，製品使用説明書を参照されたい．

3.3 抗菌薬中和剤入り新培養ボトルに関する検証

細胞培養用培地や生体組織/細胞輸送用培地には，微生物汚染のリスクを軽減するために抗菌薬が添加されている場合が多い．バイオリアクターや治療用細胞製造現場では，製造工程内管理などにおいて，このような抗菌薬を含むサンプルに関する試験はルーチンで実施されている．一般的に使用される抗菌薬としては，アミノグリコシド系薬剤（ストレプトマイシン，アミカシン），

表1 BacT/ALERT® 3D Dual-T システムを用いた各培養ボトルの培地性能試験

Strains		CFU/bottle	Temp.	iFA 35 replicates	iAST 40 replicates	iPF 40 replicates	iLYM 30 replicates	Pharmacopeia 5 replicates
A. brasiliensis	ATCC® 16404™	35	32.5	2.08	2.23	2.15	2.15	N/A
			22.5	2.86	4.16	4.08	4.08	3
C. albicans	ATCC® 10231™	25	32.5	1.12	1.11	1.15	1.15	13*
			22.5	2.08	2.01	1.99	1.99	3
B. subtilis	ATCC® 6633™	7	32.5	0.80	0.76	0.77	-	1
			22.5	2.03	1.84	1.97	-	2
P. aeruginosa	ATCC® 9027™	36	32.5	0.91	0.93	0.89	-	1
			22.5	1.90	1.89	1.81	-	N/A
K. rhizophila	ATCC® 9341™	9	32.5	1.44	1.40	1.40	-	>14**
			22.5	2.91	3.16	2.86	-	4***

* Only 1 of 5 replicate tubes was positive in 13 days, ** No positive results fro any replicates,
*** As recommended in 21 CFR 610.12, Stelirity Test

グリコペプチド系薬剤（バンコマイシン），β-ラクタム系薬剤（ペニシリンG），抗真菌薬（アムホテリシンB）が挙げられ，これらは単剤として，あるいは複数薬剤を混合して使用されている．

USP<1227> Validation of Microbial Recovery from Pharmaceutical Articles には，汚染微生物の回収を目的とした抗菌薬の中和に関する方法が記載されている．その方法には化学的阻害や希釈，ろ過，洗浄が含まれているが，これらは全て試験前に実施しなければならない．抗菌薬中和の必要性を想定し，バクテアラート3Dシリーズの専用ボトルとして中和剤の一つである活性炭を含むiFAボトル及びiFNボトルを販売してきたが，2012年に新たな好気性用iFA Plusボトル，嫌気用iFN Plusボトルを開発した．これらの新ボトルはiFAボトル及びiFNボトル同様，最低限のサンプル操作と直接接種が可能でありながら，活性炭より優れた中和能を有するAPBを含んでいる．

本試験では，バクテアラート3D Dual-Tを用い，iFA Plusボトル及びiFN Plusボトルの発育支持能及び，抗菌薬中和能と汚染菌回収率を検証した[2]．

3.3.1 材料及び方法

各菌種に対して少なくともN=10で試験を実施し，100 CFU未満に調製された菌液（真菌3菌種についてのみ100 CFU以上）をそれぞれ直接培養ボトルに接種した．菌液調製には，BioBall®（ビオメリュー社）あるいは培養菌を用いた．iFA Plusボトルは22.5℃及び32.5℃で培養し，iFN Plus培養ボトルは32.5℃で培養した．リファレンス法として，局方に従ってチオグリコレートブイヨンあるいはトリプケースソイブイヨンを含む試験管に同様に菌液を接種し，培養した．

発育支持能：医薬品製造分野において重要な25属35菌種を対象菌とした．各菌種についてそれぞれのボトルでの平均検出時間を算出し，リファレンス法で最初に発育が確認された日数と比較した．

中和能：実際に使用されている濃度と同程度の濃度の抗菌薬を添加した培地からの微生物の回収率を評価した．局方に記載のある菌種を用いた前試験において，iFAボトルではB. subtilis，iFNボトルではS. aureusがそれぞれ中和能に関して最も影響を受ける菌種であると確認され，また，局方では真菌での確認も推奨しているため，B. subtilis及びS. aureus，A. brasiliensis及びC. albicansを対象菌とした．それぞれの菌種/ボトル/抗菌薬の組み合わせで平均検出時間を算出し，抗菌薬を含まない陽性コントロールの平均検出時間と比較した．各抗菌薬はそれぞれの濃縮液からUSP<81>及びCLSI（Clinical & Laboratory Standards Institute）ガイドラインに従って用意し，培地の希釈を最小限に抑えるために1 mL以下で各ボトルに接種した．抗菌薬の接種は菌液

接種の前に行った．中和剤を含まない培養ボトル（iAST 及び iNST）を陰性コントロールとして使用した．陰性コントロールは目視で確認し，サブカルチャーで発育がないことを確認した．

■3.3.2 結果

発育支持能：表2に示す通り，iFA Plus ボトル，iFN Plus ボトルの両方において，医薬品製造現場で重要な様々な微生物の検出が確認された．*B. cereus* は iFN Plus ボトルにおいて 100% 未満の回収率であったが，iFA Plus ボトルでは 100% の回収率であった．*Methylobacterium extorquens* の回収率は iFA Plus ボトルの 22.5℃培養では 100% 未満の回収率であったが，*M. extorquens* は培養温度に影響の受けやすい菌種であり，至適培養温度が 28℃であるためであると考えられる．至適培養温度により近い 32.5℃培養では回収率は 100% であった．

中和能：表3の通り，iFA Plus ボトル及び iFN Plus ボトルにおいて，抗菌薬投与のない培養ボトルとほぼ同等あるいは早くに対象菌が検出された．このことから各抗菌薬は適切に中和されたと考えられる．

3.4 Limit Of Detection (LOD) の検証

USP<1223> や EP 5.1.6，PDA テクニカルレポート No.33 など，代替微生物法のバリデーションを行うためのガイダンスにおいて代替法の性能は，局方に記載のリファレンス法と比較して同等以上であるべきとされており，その性能評価項目の一つとして，検出可能な最少の微生物量を

表2 iFA Plus 培養ボトル，iFN Plus 培養ボトルの発育支持能（日数）

	Tested Microorganisms	cfu	iFA Plus 22.5℃	iFA Plus 32.5℃	iFN Plus 32.5℃	TSB/FTM
Recommended microorganisms in USP/EP/JP for sterility and cellular therapy testing	*A. brasiliensis*	34	4.0	2.0		4
	B. subtilis	28	1.8	0.7		1
	Bacteroides fragilis	62			3.4*	3
	Bacteroides vulgatus	38			2.1*	3
	C. albicans	29	2.7	2.7		3
	Clostridium sporogenes	24			0.9	1
	E. coli	25		0.6	0.6	1
	K. rhizophila	13	3.6	1.7		6
	Propionibacterium acnes	17			8.1	5
	Pseudomonas aeruginosa	30	2.1	0.9		2
	S. aureus	24		0.9	1.1	1
	Streptococcus pyogenes	16		0.7	1.6	1
	Yersinia enterocolitica	13		1.1	1.2	1
Important microorganisms in pharmaceutical industry application	*Acinetobacter baumannii*	11	1.5	0.7		2
	Actinomyces bovis	69			3.3	4
	Aspergillus niger	8	4.1	2.2		2
	Bacillus cereus	3	1.4	0.6	0.9**	1
	Brevudimonas diminuta	43	2.7	1.4		2
	Burkholderia cepacia	18	2.5	1.1		2
	Candida parapsilosis	71	2.7	1.5		5
	Cryptococcus neoformans	44	6.3	4.8		12
	Cladosporium cladosporioides	26	3.2			3
	Enterobacter cloacae	27	1.3	0.7	0.7	1
	Fusarium solani	300	3.5	2.5		2
	Klebsiella oxtoca	25	1.3	0.7	0.7	1
	Klebsiella pneumoniae	16	1.3	0.6	0.6	1
	Methylobacterium extorquens	36	7.0	4.9		3
	Micrococcus luteus	7	9.3	2.6		6
	Penicillium chrysogenum	265		3.6		3
	Penicillium expansum	217		3.3		2
	Sphingomonas paucimobilis	60	2.8	1.4		1
	Staphylococcus hominis	18		1.5	2.2	3
	Staphylococcus lugdunensis	22		1.3	1.3	2
	Streptococcus agalactiae	23		1.0	1.2	1
	Streptococcus mutans	29		1.8	1.9	2

* Performance results with 0.5 mL lysed horse blood, ** Less than 100% recovery

指す Limit Of Detection (LOD) が挙げられている．USP<1223> や PDA テクニカルレポート No.33 では，5 CFU 以下の接種を N=5 以上で実施し，リファレンス法と代替法の LOD を Chi-square や ANOVA (Analysis of Variance) などの統計学的手法によって比較するよう定義している．

本試験では，iAST, iNST, iFA Plus, iFN Plus ボトルを使用し，バクテアラート 3D システムでの LOD を検証した[3]．

■3.4.1 材料及び方法

局方で提示された菌株や環境分離株を 4, 2, 1 CFU ずつ，iAST, iFA Plus ボトル又は iNST, iFN Plus ボトルに接種し，iAST, iFA Plus ボトルは 22.5℃ 及び 32.5℃，iNST, iFN Plus ボトルは 32.5℃ で培養した．接種菌株の準備には BioBall® を使用した．菌株 / 接種菌量 / 培地 / 培養温度の各組み合わせについて，それぞれ 50 本ずつ試験を実施した．ポアソン分布及び MPN 法を汎化した Most Probably Limit of Detection (MPL) によって検出限界を算出した．

ポアソン分布：菌液中の菌量 (CFU) はポアソン分布となっていると想定し，各培養ボトルに接種された菌量が目標値である確率を算出した．その確率から想定される陽性率と実際の陽性ボトル数を統計学的に比較して P 値 <0.05 での有意性を確認し，有意に差があった場合には LOD はその目標の菌量よりも大きいと判断した．

二項分布と MPL：菌液中の菌量 (CFU) は正規分布となっていると想定し，BioBall® の試験成績書に記載の平均値と標準偏差から，菌液に含まれる菌量のばらつきを算出した．区間算出は約 90% の確率で目標菌量が含まれていることになる平均値 ± 1.645 S.D. を使用した．ポアソン分布と同様に P 値 <0.05 で有意性を確認した．

表3　抗菌薬中和能：平均検出時間（日数）

FUNGI				iFA Plus			
				22.5℃		32.5℃	
Strain		Drugs	conc.	with antibiotics	without antibiotics	with antibiotics	without antibiotics
A. brasiliensis	NCPF 2275	Amphotericin B	10 μg	3.9	4.4	2.0	2.2
		Cocktail + Penase	*	4.8**		2.5	
C. albicans	NCPF 3179	Amphotericin B	10 μg	2.5	2.9	2.3	2.5
		Cocktail + Penase	*	3.1		3.6	

BACTERIA				iFA Plus			
				22.5℃		32.5℃	
		Drugs	conc.	with antibiotics	without antibiotics	with antibiotics	without antibiotics
B. subtilis	NCTC10400	Amikacin	300 μg	1.8	1.6	0.8	0.7
		Vancomycin	200 μg	1.7		0.8	
		Streptomycin	500 μg	2.3		1.0**	
		Penicillin G	24 IU	1.7		0.8	
		Penicillin G + Penase	500 IU	1.6		0.7	
		Cocktail + Penase	*	2.1		0.9	

				iFA Plus		iFN Plus	
Strain		Drugs	conc.	32.5℃			
				with antibiotics	without antibiotics	with antibiotics	without antibiotics
S. aureus	NCTC10788	Amikacin	300 μg	0.9	0.8	1.1	1.1
		Vancomycin	200 μg	0.9		1.2	
		Streptomycin	1000 μg	0.9		1.1	
		Penicillin G	50 IU	1.1		1.2	
		Penicillin G + Penase	500 IU	1.0		0.8	
		Cocktail + Penase	*	0.9		1.1	

* Cocktail: 500 IU Penicillin G, 500 μg Streptomycin, 100 μg Amphotericin B,　** Less than 100% recovery

■3.4.2　結果

サンプル数が多いほど検出率はより正確に算出されてLODの推定もより正確なものとなるが，一方でLOD算出を実施する試験には多くの費用及び工数がかかる．そのため，現実よりも低いLODあるいは高いLODが算出されるリスクを最大限回避できる最少のサンプル数で試験を実施することが理想的である．本試験では，これらのことを考慮し，50サンプルというサンプルサイズが選択された．本試験においては，一部の菌株／培地／培養温度を除き，1 CFUが検出限界であると結論付けられた．なお，算出工程はポアソン分布の方が簡易的ではあるが，結論はポアソン分布を用いた場合もMPLを用いた場合も同一であった．

また，Bugnoらはブラジルでの局方に当たるBrazilian Pharmacopoeiaに記載の無菌試験法とバクテアラート3DシステムのLODを比較したところ，両者のLODは同等であると結論付けている[4]．

4　他の迅速法と組み合わせた応用

近年，質量分析計による迅速な微生物同定法も注目されており，医薬品製造現場においても導入が始まっている．質量分析計による微生物同定法の最大の特長はその簡便性と迅速性にあり，コロニーから約10分程度で遺伝子学的手法に近い同定結果を得ることが可能である．本法では従来コロニーを用いるため，無菌試験で陽性となったサンプルを更に適切な寒天培地に塗抹し，コロニーが得られるまで培養することが求められる．しかしながら，無菌試験で陽性となった検体内の微生物を直接質量分析計で同定することができれば，更に試験期間を短縮でき，関連部署に対してより迅速にアクションをとることができる．

ここでは，無菌試験と同定試験をより迅速に行うために，バクテアラート3Dシステムで陽性となった液体培地からバイテックMS(ビオメリュー社)での直接同定が可能か否かを検討した例[5]を紹介する．

4.1　材料及び方法

局方に記載のある菌株及び環境分離株の計15株を用いた．接種菌液の準備にはBioBall®又は培養菌を用いた．

バクテアラート3Dでの汚染菌検出：

各菌種に応じてiAST，iFA Plusボトル又はiNST，iFN Plusボトルを用い，各ボトル5本ずつに対してそれぞれ約50 CFUずつ接種した．陽性になるまで32.5℃で培養し，陽性になった後，対数増殖期から定常期初期の間に培養ボトルを装置から取り除き，室温に戻した．70%エタノールで各ボトルのゴムキャップを拭き，通気した．

バイテックMSでの同定試験用サンプル準備：

陽性ボトルの培地1.5 mLを18 Gの注射針が付いたシリンジでとり，エッペンドルフチューブに移して10,000 × gで1分間遠心した．上清を取り除き，1 mLの滅菌水でペレットを洗い，ボルテックスミキサーによって混和した．再度10,000 × gで1分間遠心し，上清を捨て，100 μLの70%エタノールをペレットに加えて混和した．この菌液を0.5 μLあるいは1.0 μLずつ，ターゲットスライドの4スポットに置き，サンプルが乾燥する前に1.0 μL CHCAマトリックスを滴下し乾燥させた．酵母の場合は，0.5 μL FA試薬とサンプルを混合して乾燥後，1.0 μL CHCAマトリッ

表4 陽性検出から同定結果を得るまでの推定所要時間

BacT/ALERT 3D Dual-T + VITEK MS		Standard method	
Bottle prep through ethanol suspension	5 min	Bottle prep/subculture	< 5 min
Prep VITEK MS slide (4 replicates), Prep Station entry	5 min	Incubation for initial growth	18 - 24 hours
Load and run VITEK MS	5 - 7 min	Identification	Up to methods ex) api : 4 - 72 hours VITEK2Compact : 2 - 18 hours
Total time to results	< 20 min	Total time to results	> 1 day

クスを滴下し，乾燥させた．これらのサンプルをバイテック MS を用いて同定した．

4.2 結果

全ての菌種が各ボトルで検出された．各ボトルの培養液を用いてバイテック MS で同定試験を行った結果，計 34 の培養ボトルと菌種の組み合わせの全てで同定結果が得られた，また繰り返し試験(5 本のボトル×4 スポット／菌種)において 90% 以上で同定結果が得られた組み合わせは 28 であった．また，このバクテアラート 3D の陽性ボトルからバイテック MS での同定試験にかかる時間を通常の方法と比較した結果を表 4 に示す．

このバクテアラート 3D Dual-T とバイテック MS の組み合わせによって，OOS 時の調査と対応を迅速に実施可能となるだけでなく，寒天培地では発育が難しい菌も直接同定することができる可能性が期待できる．

5 まとめ

装置を用いた代替法を導入するには，装置自体の初期コストを含め，局方に規定された試験法との同等性証明など，導入プロセスに費用，時間，労力を要する．しかしながら，バクテアラート 3D Dual-T のような自動読み取りの装置を取り入れることによって，標準化された試験結果の入手が期待できる．局方に記載された 2 温度帯での培養が可能なバクテアラート 3D Dual-T は，規定の手法と比べて測定が自動化されていることから，ワークフローが簡潔で，製品由来の濁りなどによって目視での判断が難しい検体などのこれまで取扱いが難しかったサンプルに対しても客観的な結果を得ることができる．このような特長は，これから労働人口の大きな減少が見込まれるわが国においても導入のメリットは大きいと考えられる．

更に，Bruno らによる検討では，バクテアラート 3D Dual-T の性能はルーチン検査に対し規定された局方の無菌検査法と同等であり，代替法として無菌医薬品製造企業が導入可能なもので，その導入の一番のメリットはその迅速性にあると結論付けている[3]．本法は培養法に基づくものであるため，検出までに 1 日以上を要するが，バクテアラート 3D Dual-T の非破壊的な検出という特性から，検出された培地中の汚染微生物は，その後必要となる同定試験やタイピングにも利用できる．また，それらを実施する迅速代替法と組み合わせることによって，アクションまでの時間の大幅な短縮が可能となる．

今後の医薬品製造現場において，より効率的な微生物試験の運用のためにバクテアラート 3D Dual-T がその一助となることに期待したい．

文　　献

1) bioMérieux Inc. Development of the BacT/ALERT® 3D Low Temperature Module. Internal communication. 2013.
2) Beres, C.; Brown, C.; Anheuser, MB.; Devulder, G. Introduction of iFA Plus and iFN Plus Neutralizing Media for BacT/ALERT® 3D Systems. Poster presented at the meeting of Parental Drug Association Microbiology. 2012.
3) Ullery, M.; Beres, C.; Anheuser, MB.; Leblanc, L.; Devulder, G. Determination of the Limit of Detection of the BacT/ALERT® 3D Systems. Poster presented at the meeting of Parental Drug Association Microbiology. 2014.
4) Bugno, A.; Lira, RS.; Oliveira, WA.; Almodovar, AAB.; Saes, DPS.; Pinto, TJA. Application of the BacT/ALERT® system for sterility testing of injectable products. *Braz J Microbiol*. 2015, 46, p.743-747.
5) Beres, C.; Pincus, D.; Devulder, G.; De la Foata, C. Direct Identification of Industry Relevant Bacteria and Yeast from Positive BacT/ALERT® Media Using the VITEK® MS. Poster presented at the meeting of Parental Drug Association Microbiology. 2014.

［関口　幸恵］

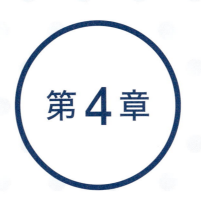

第4章

環境モニタリングへの適用

1　微生物の迅速検出法（環境細菌・真菌）
　　IMD-A™ 法 ·· 66

2　微生物の迅速試験法（環境細菌・真菌，製薬用水）
　　ATPZERO1 法
　　―バイオメイテクターによる新しい微生物管理手法―
　　 ·· 72

第4章　環境モニタリングへの適用

1　微生物の迅速検出法（環境細菌・真菌）IMD-A™法

1　はじめに

　従来の微生物学的方法は，生菌について，培養培地中もしくは培養培地上においた場合に細胞分裂を生じ，計数が可能な変化点に到達あるいは可視コロニーを形成するレベルまで増殖する微生物であることを前提としている．定量試験の場合，微生物増殖の陽性の結果であることを示す視覚的に検出可能なコロニーによって増殖が実証され，定量されることになる．しかし存在する生菌の数を正確に測定するには，全ての種類の細胞に対し，あらかじめ定義した培養パラメータの範囲内で細胞増殖を保証することのできる普遍的な培養培地か，もしくは微生物の増殖を必要としなくても細胞の生存性を検出できる方法が望ましい．現在までのところ微生物学では，特定の菌を増殖させる技術は確立している．

　近年では上記従来法の欠点を補い，かつ迅速に計測結果が得られる手法として，迅速法と呼ばれる迅速微生物モニタリング機器が開発，販売されてきているが，本稿では，その一つであるIMD-A*（バイオパーティクルカウンタ）について，その原理と特徴，応用例などを述べる．

---

* IMD-A はアズビル株式会社の商標

2　IMD-A方式の測定原理と構成

2.1　測定原理

　IMD-A の外観を図1に示す．IMD-A は空気中の浮遊微生物を対象として光学方式の迅速測定を行っている．微生物が複雑な有機化合物でできているのに対し，粉塵粒子などの不活性微粒子は大部分が無機化学物質で構成される．特定の生化学的有機化合物は，紫外線（UV）や可視光を吸収し，より長い波長の光を放射することができる．もっと具体的にいえば，この光学的現象は，燐光（時間的に長い光子の放出）や化学発光（化学的誘発による光子の放出）と異なり，自家蛍光に分類される．

　これに対し，不活性粒子の大部分は，このような自家蛍光能力を持っていない．このことから，蛍光法を用いて生物学的粒子と不活性粒子を区別することが可能である．生物学的物質そのものから放出される蛍光シグナルは，生物学的物質が蛍光色素を付着させた特定の外来抗体と相互作用及び/又は結合する色素標識蛍光発光と異なり，IMD-A は自家蛍光をベースとし，試薬や試料の前処理を行わずに，即時検出を行うことができる．この光学分光法の領域では，広範囲にわたる研究がこれまでに実施されてきた．トリプトファンや NADH（Nicotinamide Adenine Dinucleotide），フラビンなどの様々なアミノ酸やタンパク質が，微生物やその他の生物学的物質による自

1 微生物の迅速検出法（環境細菌・真菌）IMD-A™法

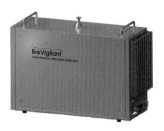

図1 IMD-A 外観

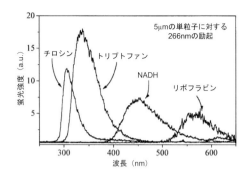

図2 蛍光色素分子の発光スペクトル

家蛍光の蛍光色素分子として特定されている[1-5]．これまでに，*Staphylococcus aureus*, *Staphylococcus epidermidis*, *Pseudomonas fluorescence*, *Enterobacter cloacae*, *Micrococcus luteus*, *Escherichia coli*, *Bacillus cereus*, *Bacillus subtilis*, *Bacillus thuringiensis* など，多様な細菌からの光誘起による自家蛍光発光が確認され，報告された[6-14]．

この一連の科学研究は，自家蛍光ベースの光学検出がリアルタイムの微生物検出や計数における存続可能な方法であることを証明するものである．

ここでチロシンやトリプトファン，NADH，リボフラビンなどの微生物における主要な蛍光色素分子の蛍光発光スペクトルを図2に示す[10]．蛍光スペクトルは，NADHとリボフラビンの自家蛍光発光が十分に分離されていることを明確に示している．

2.2 構成

IMD-Aは，バイオエアロゾルを瞬時に検出することを目的に開発されてきた．IMD-Aはバイオエアロゾルも含め，全てのエアロゾルを検出するための光学系と，そのなかからバイオエアロゾルを判定するための光学系の，2種類の検出系を持つ．

エアロゾルの検出は，通常のレーザーパーティクルカウンターと同様に，粒子によるレーザー光の散乱で行う．レーザーの波長と粒子の大きさが同程度のときに起こるMie散乱による前方散乱を検出することで，エアロゾルの有無と大きさを判定する．光学系検出部分の構成を図3に示す[15]．ファンで吸引された空気は，図3の④に導入される．その中にエアロゾルが存在すれば，光源①から発せられたレーザー光に当たり散乱光を生じる．ここで粒子のまわりに生じる散乱光の強度は，粒径が大きくなるに従って大きくなることから，

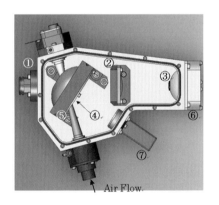

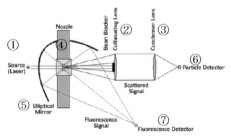

図3 IMD-Aの光学系部分のイラストと（上）その模式図（下）
①光源，②コリメートレンズ，③コンデンサーレンズ，
④検出部，⑤集光ミラー，⑥粒子検出部，⑦蛍光検出部．

散乱光の強度をもとに粒子径を検出することができる．IMDが検出対象とする大きさの粒子に由来する前方散乱光は，図3のレンズ②及び③によって粒子検出部⑥に集光される．検出されるエアロゾルの粒径範囲は0.5〜15 μmで，一般的に検出されるバイオエアロゾルの粒径範囲に合わせている．更に，検出された前方散乱光の強度によって粒径が判定される．

一方，バイオエアロゾルの判定は，エアロゾルの蛍光の有無を検出することによって行う．生物細胞の多くは自家蛍光を持つため，それを指標にして，非生物粒子，生物粒子の判定を行う．生物細胞に存在して自家蛍光を持つものとして，アミノ酸の一種であるトリ

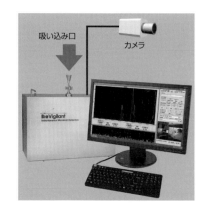

図4　MD-A 構成図

プトファン，代謝産物のNADH，ビタミンであるリボフラビンがよく知られている．IMD-Aは主に，このうちのNADH及びリボフラビン由来とされる蛍光を検出している[14]．IMD-Aでは，粒子の検出及び自家蛍光物質の励起のためのレーザーは波長405 nmのものが搭載されている[14]．

図3④の検出部に導かれたエアロゾルのうちバイオエアロゾルは，散乱光を生じさせると同時に，レーザーによって細胞内の蛍光物質が励起され，蛍光を発する．発した蛍光は，集光ミラー⑤によって蛍光検出部⑦に集光され検出される．これによって散乱光を生じさせたエアロゾルが，バイオエアロゾルであるかどうか判定される．

2.3　機器構成

本製品は，リアルタイムに測定できることから機器構成図（図4）の通り，カメラで計測中の映像を撮影し，計測結果と同時に再生できる機能を有している．本機能により，汚染状況とその時の人や物の動きが確認できるため汚染要因の特定に有用である．

3　適用例

IMD-A方式については，原理で示されたように微生物内代謝物の自家蛍光を持って「微生物粒子」と判断する．

ただし微生物以外で蛍光を発する物質もあるため，本方式は浮遊粒子数が少ない（比較的清浄度が高い）空間での浮遊菌環境モニタリングに適している．

3.1　無菌医薬品の充填部分の環境モニタリング事例

下記は，無菌医薬品を製造する某製薬工場の製品充填部（グレードA）での環境モニタリングを行った例である．

3.1.1　評価の考え方

迅速法は原理的に培養法で得られた結果とは異なり，従来の管理基準値は適応できない．そこで，定期的培地充填試験（プロセスシミュレーションテスト：PST）にて適格性再検証される清浄度下におけるIMD-Aでの計測値をバックグラウンドとして仮管理基準値を設定し，実生産時における微生物判定粒子をモニタリングした結果がPST時の計数・傾向と等価であれば，実製造時の環

表1 PST時の計測結果と想定される微生物密度最大値

タイムライン				IMD-Aによる微生物判定粒子計数					培養法結果※
	開始時刻	終了時刻	総時間(分)	総サンプル風量	累計カウント	バッチ平均カウント	短期最大計数密度		
				m³	Counts	Counts/m³	時刻	Counts/ft³	Counts
1回目	9:39	12:15	157	4.443	3	0.68	11:03	1	0
							11:07	1	
							11:33	1	
	12:26	15:15	169	4.783	0	0	—	0	0
2回目	10:09	12:42	154	4.358	0	0	—	0	0
	12:54	16:15	202	5.717	0	0	—	0	0
				バッチ平均 (AVE)		0.17			
				バッチ標準偏差 (SD)		0.34			
				想定される微生物密度最大値 (99.7%信頼度):AVE+3SD		1.19			

※:落下菌,浮遊菌

境が正常であると判断することとした.

3.1.2 PST時に測定されたデータ

IMD-Aにて2回のPST(各日2バッチ,合計4バッチ)時に計測した結果を表1に示す.

合計4バッチ中,IMD-Aで計測した微生物判定粒子数の平均は0.17個/m³であった.この時の充填された培地の汚染数は"0"であったことから,本環境下において想定され,許容される微生物粒子密度の最大は1.19個/m³と仮定した.

3.1.3 管理値の妥当性検証

実生産時における微生物判定粒子をモニタリングした結果は,PST時の計数・傾向と等価であり,実製造時の環境が正常であると判断した.今後は,仮の設定値以上のデータを計測した場合の対応などの検討を進める予定になっている.

3.2 細胞培養加工施設でのクリーンベンチ内環境モニタリング事例

細胞培養加工施設は,無菌医薬品における無菌操作法指針に則り製造操作を行うが,一般的な医薬品製造施設とは違い,製造操作が熟練の手作業となるため製造操作中の交叉汚染のリスクが高い.また,培養される細胞はオーダーメードであるため,汚染が確認されれば再作成する必要がある.

よって,連続で計測が可能なIMD-A法でモニタリングを行い,製造時間内全ての環境モニタリングが連続で行えることから環境の悪化を事前に把握し,調製品の汚染を防ぐ目的で評価試験を実施した.その例として,株式会社 細胞治療技術研究所においてグレードA環境であるバイオクリーンベンチ内の環境モニタリングの評価試験を実施した例がある[16].

現行法によるモニタリング結果を表2に,IMD-Aによるクリーンベンチ作業時のモニタリング結果を図5に示す.

4 IMD-A方式のメリット/デメリット

IMD-A方式の最大のメリットは,リアルタイムに連続測定できる点にある.リアルタイムに計測できることで,環境が悪化した場合にいち早くラインを止めて残りの原材料を確保し,逸脱したと思われる間の製品を特定することが可能になる.加えて,連続で測定できることによりバッチ間全ての環境がモニタリングできる.また測定開始/停止の操作を行うだけなので,人による交

表2 現行法によるモニタリング結果

測定場所	サンプル量	エアーサンプラー微生物測定・培養法(100L×10分間吸引)							
		測定1日目・(作業者A)				測定1日目・(作業者B)			
		ミドリ安全 MBS-1000D		シスメックス AirIDEL		ミドリ安全 MBS-1000D		シスメックス AirIDEL	
		血液	SCD	血液	SCD	血液	SCD	血液	SCD
クリーンルームクリーンベンチ内作業台上20cm	作業シフト① 12m³/4hr 30min/4hr	陰性 3枚	陰性 3枚	陰性 3枚	陰性 3枚	陰性 3枚	陰性 3枚	陰性 3枚	陰性 3枚
クリーンルームクリーンベンチ内作業台上20cm	作業シフト② 12m³/4hr 30min/4hr	陰性 3枚	陰性 3枚	陰性 3枚	陰性 3枚	陰性 3枚	陰性 3枚	陰性 3枚	陰性 3枚

* 培養条件　血液：ボアメディア羊血寒天培地　30℃48時間培養後25℃24時間培養
　　　　　　SCD：ボアメディアトリプトソイ寒天培地　30℃48時間培養後25℃24時間培養

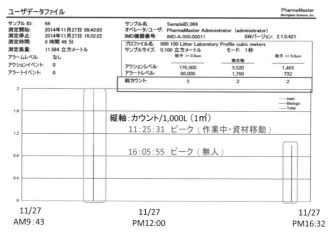

図5　IMD-Aによるクリーンベンチ作業時のモニタリング結果

叉汚染がないのも大きなメリットである．

一方IMD-A方式では，デメリットとして全ての微生物が持つ代謝物がマーカーであることから，検出された微生物を同定することは困難であることが挙げられる．しかし，リアルタイムに計測できることからビデオ機能などの搭載により，計測時の状況を把握することができれば，微生物が計測された時の要因を解析するための有効なツールになると考えられる．

また微生物以外の蛍光物質を微生物粒子として判定する(偽陽性)こともあるので注意が必要である．

5　IMD-A方式での評価にあたって

IMD-A方式は蛍光を発する粒子の数を計測するので比較的培養法との相関が高い結果が得られるが，使用している培地で繁殖しない菌や不活性状態及び死菌/損傷菌も検出することを念頭に置いて評価する必要がある．また同一原理であってもメーカごとに機器の構成や微生物判定のアルゴリズムも違ってくるため，機器の特性についてはメーカからの性能や仕様情報の開示を求め，使用する環境に適するかどうかも含めて事前に検討する必要がある．

更に，蛍光を発する微生物体内代謝物の量は菌種やその活性状態により違ってくるため，あらかじめ計測対象としたい菌種についての計測感度についての情報をメーカから提示させることが必要であろう．また，偽陽性の影響を避けるために事前に測定ポイントに浮遊する物質についての調査を機器メーカと行い，偽陽性となる物質が浮遊している場合はその回避手段の検討も行っていくことも重要である．

文　　献

1) Duysens, LN.; Amesz, J. Fluorescence spectrophotometry of reduced phosphopyridine nucleotide in intact cells in the near-ultraviolet and visible region. *Biochim. Biophys. Acta*. 1957, 24, p.19-26.
2) Harrison, DF.; Chance, B. Fluorometric technique for monitoring changes in the level of reduced nicotinamide nucleotides in continuous cultures of microorganisms. *Appl. Microbiol.* 1970, 19(3), p.446-450.
3) Aubin, JE. Autofluorescence of viable cultured mammalian cells. *Journal of Histochemistry and Cytochemistry.* 1979, 27(1), p.36-43.
4) Benson, RC.; Meyer, RA.; Zaruba, ME.; McKhann, GM. Cellular autofluorescence-is it due to flavins? *Journal of Histochemistry and Cytochemistry.* 1979, 27(1), p.44-48.
5) Li, JK.; Asali, EC.; Humphrey, AE.; Horvath, JJ. Monitoring cell concentration & activity by multiple excitation fluorometry. *Biotechnology. Prog.* 1991, 7, p.21-27.
6) Dalterio, RA.; Nelson, WH.; Britt, D.; Sperry, JF.; Tanguay, JF.; Suib, SL. The steady-state and decay characteristics of primary fluorescence from live bacteria. *Appl. Spec.* 1987, 41, p.234-241.
7) Bronk, BV.; Reinisch, L. Variability of steady-state bacterial fluorescence with respect to growth conditions. *Appl. Spec.* 1993, 47, p.436-440.
8) Hill, SC.; Pinnick, RG.; Nachman, P.; Chen, G.; Chang, RK.; Mayo, MW.; Fernandez, GL. Aerosol-fluorescence spectrum analyzer: real-time measurement of emission spectra of airborne biological particles. *Applied Optics.* 1995, 34(30), p.7149-7155.
9) Faris, GW.; Copeland, RA.; Mortelmans, K.; Bronk, BV. Spectrally resolved absolute fluorescence cross sections for bacillus spores. *Applied Optics.* 1997, 36(4), p.958-967.
10) Seaver, M.; Roselle, DC.; Pinto, JF.; Eversole, JD. Absolute emission spectra from Bacillus subtilis and Escherichia coli vegetative cells in solution. *Applied Optics.* 1998, 37(22), p.5344-5347.
11) Hill, SC.; Pinnick, RG.; Niles, S.; Pan, Y.; Holler, S.; Chang, RK.; Bottiger, J.; Chen, BT.; Orr, C.; Feather, G. Real-time measurement of fluorescence spectra from single airborne biological particles. *Field Analytical Chem. and Tech.* 1999, 3(4-5), p.221-239.
12) Rubel, GO.; Fung, KH. Influence of saline media on the fluorescence emission of bacillus spores. *Applied Optics.* 1999, 38(31), p.6673-6676.
13) Cheng, YS.; Barr, EB.; Fan, BJ.; Hargis, PJ.; Rader, DJ.; O'Hern, TJ.; Torczynski, JR.; Tisone, GC.; Preppernau, BL.; Yong, SA.; Radloff, RJ. Detection of bioaerosols using multiwavelength UV fluorescence spectroscopy. *Aerosol Sci. and Tech.* 1999, 30, p.186-201.
14) Weichert, R.; Klemm, W.; Legenhausen, K.; Pawellek, C. Determination of fluorescence cross-sections of biological aerosols. *Part. Part. Syst. Charact.* 2002, 19, p.216-222.
15) J. P. Jiang. Instantaneous Microbial Detection Using Optical Spectroscopy, In Michael Miller (ed.), Encyclopedia of Rapid Microbiological Methods, Chapter 5, PDA Press (2005).
16) 望月清，他．再生医療の現場における微生物リアルタイム連続モニタリング．じほう，PMARM TECH JAPAN. 2014, 12, p.49-56.

［澤田 周二，山﨑 信介］

第4章　環境モニタリングへの適用

2　微生物の迅速試験法（環境細菌・真菌，製薬用水）ATPZERO1法
―バイオメイテクターによる新しい微生物管理手法―

1　はじめに

　医薬品や再生医療等製品，飲料・食品製造における微生物管理を迅速に実施し，主に工程管理における環境モニタリング（空中）や製造用水（水中）などの微生物監視を目的として，ATPZERO1[*1]法を装置化した「バイオメイテクター[*2]＜ZERO1-SX＞」の適用事例とトレンド管理によるその運用方法について述べる．

　「バイオメイテクター＜ZERO1-SX＞」とは液体サンプル中の細菌と空気中の浮遊菌を高感度，短時間，スキルフリーで検知を可能とした生菌内ATP迅速測定装置であり，その検出原理はATP法をベースに株式会社日立製作所が独自開発した高感度ATP法，すなわちATPZERO1（エーティーピーゼロワン）法を採用したものである．

[*1,2]　株式会社日立製作所の日本国における登録商標

2　現行の培養法の課題と微生物迅速試験法（新技術）適用のメリット

　培養法の課題は大きく四つに分類され，①結果を得るのに数日から数週間，②培養条件に適合しない微生物の検出が困難，③熟練技能者による無菌操作や培養テクニック，④培養に伴うコンタミネーションのリスクと培養培地の廃棄処分等である．また，環境中には培養不能菌/Viable but Non-Culturable（VBNCorVNC）と呼ばれる菌が存在するため，培養法に基づく培地では検知できない場合もある[1]．そこで培養に依存することなく微生物を捉えるために，蛍光染色法やPCR法等の迅速で簡便かつ高精度な検出・計数法が開発されてきている[2]．

　また現在，医薬品製造工程における製薬用水が絡むリスク要因は，①製薬用水システムの稼動リスク，②装置性能のリスク，③維持管理のリスクである[3]．この三つの要因のうち，装置性能のリスクにおいて注射用水製造装置は直ちに連続監視できる測定器が存在しないことが大きな課題であり，培養法での無菌試験とエンドトキシン試験を繰り返す方法がとられている[4]．

　また医薬品や再生医療等製品の製造における環境微生物管理は，製造が行われる空間が継続的に適切な清浄度に維持されていることを確認する極めて重要なリスクマネジメントであるが，現行の培養法では製造空間を3～5日間後にモニタリングをしていることになる．この解決策として，PAT（Process Analytical Technology）やRTRT（Real Time Release Testing）の考え方を応用したリスク管理のパラメータを微生物迅速試験法（RMT, Rapid Microbiological Tests）によって設定できれば，迅速で継続的な監視が可能となる．

　迅速で継続的な監視ができる最大のメリットは，微生物学的品質悪化の早期発見により影響の

2 微生物の迅速試験法（環境細菌・真菌，製薬用水）ATPZERO1法

あるロット，製品数を軽減することや異常時の調査と生産再開を短期間で実施することが挙げられる．また微生物検査時間の短縮によるブレイク期間の短縮とフレキシブルなスケジューリングが可能となり，明確な費用効果も期待できる[5,6]．具体的に述べると環境モニタリングや製造用水のモニタリングは製造される製品における微生物学的品質悪化を検知する上での工程管理のパラメータとして重要であり，従来の培養法では製造後に結果が得られるというものであった．しかし微生物迅速試験法による判定時間の短縮によって，タイムリーな工程管理の実現と製造用水などのブレイク期間の短縮やフレキシブルなスケジューリングが可能となる．また逸脱時や天災・設備トラブル対応後の再開にも，迅速化が図れることでリスクを最小限にすることができる．

次に，新しい微生物迅速試験法で培養工程を必要としない「ATPZERO1法」であるバイオメイテクターについて，そのプロトコルと運用方法及び適用事例を述べる．

3 ATPZERO1法とバイオメイテクター

ATPZERO1法とは従来のATP法をベースに高感度化を実現した測定プロトコルである．従来のATP法では検出感度が数百CFUからの感度であったが，ATPZERO1法では菌種によっても違いは出るが，一般細菌でおおよそ1CFUからの検知が可能となり，高感度な微生物検知が可能となった（図1及び図2，図3，図4）．ATPZERO1法の特長はサンプル中の菌をメンブランフィルター上に濃縮した後，試薬反応のプロセスで芽胞反応プロトコルが追加され，最終段階であるルシフェ

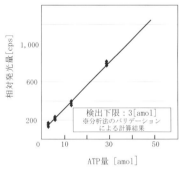

図1 バイオメイテクターのATP検出性能（検出限界）

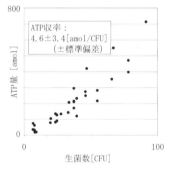

図2 *Staphylococcus aureus*

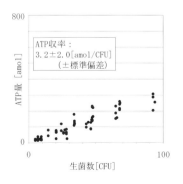

図3 *Bacillus subtilis*

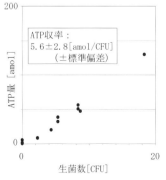

図4 *Pseudomonas fluorescens*

ラーゼ発光反応までが一連の自動処理で行えることである．これにより試薬反応工程において人の介在がないため，クロスコンタミネーション（交叉汚染）がなく，また人のマニュアル操作による試薬反応のタイミングのずれなどによる測定結果のばらつきも抑えられる（図5）．

以上，ATPZERO1法を装置化にしたものがバイオメイテクターであり，その概要を（図6）に示す．この装置の特長として，①約2時間で計測結果が得られ，②細菌，真菌，芽胞を含めた広範囲での検知，③液体サンプルと空中浮遊菌の2種類の計測モード，④自動化によるスキルフリーでの操作，⑤最大6サンプル同時処理が可能である．バイオメイテクターの特長とその長所，短所を表1に示す．

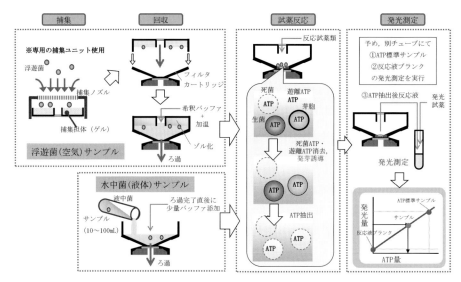

図5　ATPZERO1法の測定プロトコル

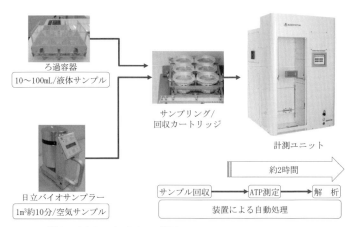

図6　バイオメイテクターの概要
バイオメイテクター＜ZERO1-SX＞：日立プラントサービス社製

2 微生物の迅速試験法（環境細菌・真菌，製薬用水）ATPZERO1 法

表1　バイオメイテクター特長と長所及び短所

	特長	長所	短所
原理	ATPZERO1法（新技術）	非培養によりその時に存在しうる菌の状態で検知できる	培養法と相関が困難（生理活性に依存）
測定時間	約2時間	迅速	リアルタイムが望ましい
測定範囲	一般細菌，真菌，芽胞形成菌	菌種に関係なく広範囲（培養不能菌等含む）	菌種同定が困難
測定感度	およそ1生菌（菌種による）	高感度	―
偽陽性・偽陰性	死菌，遊離ATPの消去プロトコル	生菌のみを測定	―
操作性・取扱い	自動化スキルフリー	専用の管理ソフトウェアにより統計学的処理が可能	データ数が少ないと統計学的処理が困難（事前測定が必要）

4　バイオメイテクターの運用方法

ATPZERO1法と培養法によって得られたデータから統計学的確率手法によってリスク管理のパラメータを設定する方法とその運用手順について以下に述べる．

4.1　ATPZERO1 微生物管理手法の概要と目的

ATPZERO1微生物管理手法とは，従来の培養法とは異なる計数単位であるATPZERO1法を用いて微生物管理を実施するものである．これは精度よく管理基準値を設定し，かつその管理精度を所望の範囲内に収めるために，測定値の確率分布モデル関数によって事前の培養法とATPZERO1法の測定データによりパラメータを決定して，管理基準値（アラートレベルとアクションレベル）を設定し運用する方法である．具体的には捕集CFU数と生菌内ATP含有量のばらつきを考慮した統計学的確率手法によりCFU数とATP量（amol[注1]）のデータを解析し，正常状態での累積確率分布の近似式を決定する．

次に運用中の培養法での処置基準値（アクションレベル）によって異常状態の累積確率分布の近似式を決定する．これら二つの累積確率分布の近似式に許容される偽陽性確率と偽陰性確率によってATP量での管理基準値（アラートレベルとアクションレベル）が算出され，以降はATPZERO1法によって運用を開始する．これら二つの正常状態と異常状態の累積確率分布の近似式はバイオメイテクターの専用アプリケーションとして搭載されており，全て自動計算で設定が可能となっている．

[注1] $\text{amol} = 10^{-18}\ \text{mol}$

4.2　ATP 確率分布モデル

ATPZERO1微生物管理手法において，捕集CFU数はポアソン分布[7]と近似し，ATP量はガンマ分布と近似すると定義している．測定対象のサンプルにおける正常状態でのCFU数とATP量の測定値をもって複合ポアソン分布モデルで累積確率分布の近似式を作成し，その累積確率分布の近似式を測定値に最も近づけるために再計算を繰り返して最終的な累積確率分布の近似式が決定される．この複合ポアソン分布モデルの近似式により正常状態での近似曲線が作成される．次に現在運用中の培養法（CFU数）でのアクションレベルを入力することにより異常状態での近似曲線が作成される．これら正常状態と異常状態の二つの近似曲線が測定対象でのATP確率分布モデルとなる．

4.3 ATP管理基準値の設定方法

注意喚起を行うものがアラートレベルとするので，測定対象の正常状態における近似曲線をもとに設定し，許容される偽陽性確率と正常状態の近似曲線の交点をアラートレベルとする．アクションレベルは異常状態と判断するもので，測定対象の異常状態での近似曲線をもとに設定し，許容される偽陰性確率と異常状態の近似曲線の交点をアクションレベルとする(図7)．ここで近似曲線によるATP確率分布モデルの説明図を(図8及び表2)に示す．

4.4 ATPZERO1微生物管理手法の運用手順

運用手順を(図9)に示す．このように正常状態での事前測定が不可欠であり，統計学的手法によりデータを処理することから，取得データ数は多ければ多いほど好ましいが，微生物学的変動がある程度安定している環境やサンプルなどではデータ数は経験上，50サンプル程度で近似式が作成でき，運用を開始できる．また運用開始後は継続的に培養法とATP量の同データを蓄積し，設定された管理基準値の適正を監視すると共に，蓄積されたデータでATP確率分布モデルの再計算を行うことで，対象となる環境やサンプルに対してのATP管理基準値をアップデートする

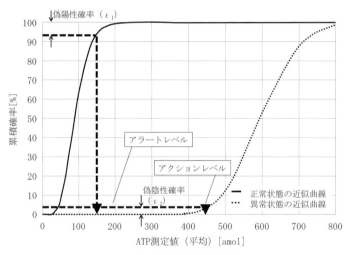

図7 ATP管理基準値の設定方法

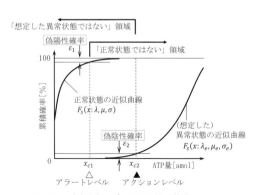

図8 ATP確率分布モデルによる管理基準値の説明図

表2 ATP確率分布モデルのパラメータ

正常状態のデータから計算した変数 (λ, μ, σ)	λ	培養法の取得データによるCFU数平均値
	μ	1CFUあたりのATP量平均値
	σ	1CFUあたりのATP量標準偏差
異常と想定する分布の変数 $(\lambda_e, \mu_e, \sigma_e)$	λ_e	培養法での処置基準値（CFU数）
	μ_e	1CFUあたりのATP量平均値
	σ_e	1CFUあたりのATP量標準偏差

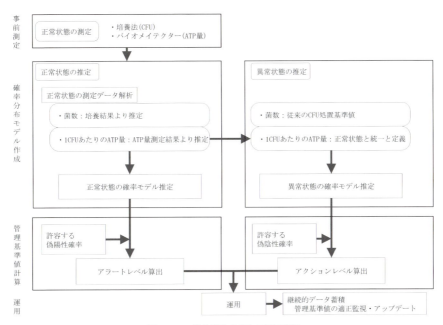

図9 ATP微生物管理手法の運用手順

ことが望ましい．このように経験を積み重ねることによって更に精度の高い微生物管理が可能となる．

5 バイオメイテクターの適用事例

5.1 非無菌経口製剤の製薬用水（精製水）の水質モニタリング

■5.1.1 適用概要と目的

　非無菌経口製剤の製薬用水を供給する精製水製造装置及び精製水供給システム（循環ライン）における微生物モニタリングをバイオメイテクターで判定期間を短縮し運用する．また管理基準値であるアラートレベルとアクションレベルを培養法とATP量の同サンプルにおけるデータを蓄積して，培養法と同等以上の性能確認を行い，ATP微生物管理手法による管理基準値の設定により運用方法を構築する．

■5.1.2 実施場所と試験方法及び期間

　実施場所はバイエル薬品株式会社滋賀工場内の製薬用水設備とし，試験方法は培養法（R2Aカンテン培地）とATPZERO1法（バイオメイテクター）で行った．データ取得期間は2013年9月～2014年5月を基礎データ期間とし，2014年10月～2015年10月を運用データ期間とした．

■5.1.3 検証と運用手順

　基礎データ期間は，①測定場所・対象を決め，②培養法とATPZERO1法のデータ蓄積，③各データから累積確率分布の近似式を作成し，④ATP管理基準値を設定，⑤ATPZERO1微生物管理手法で運用する．運用データ期間は，追加取得データによって，①CFU数とATP量の傾向観察と，②ATP管理基準値の適正を図り，③トレンド管理を実施する．

■ 5.1.4　精製水製造装置及び循環ラインの概要とサンプリングポイント
製薬用水システムとサンプリングポイントを図10に示す．
■ 5.1.5　基礎データ期間による培養法とATP量の考察
測定データのEDI通過後の精製水を図11に，循環ラインのユースポイントを図12に示す．ア

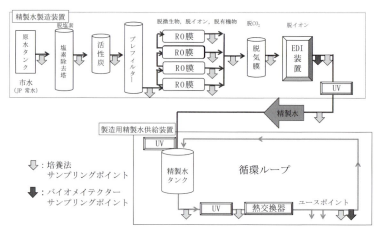

図10　製薬用水システムの概要とサンプリングポイント

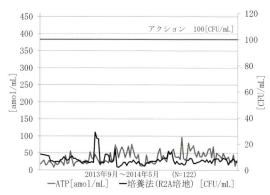

図11　EDI通過後の精製水の測定データ（基礎データ期間）

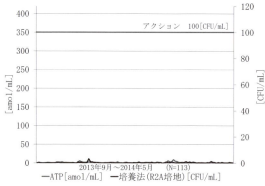

図12　循環ラインユースポイントの測定データ（基礎データ期間）

2 微生物の迅速試験法（環境細菌・真菌，製薬用水）ATPZERO1 法

クションレベルよりも大幅に清浄な状態で管理されていることが窺える．また累積確率分布の近似式（図13，図14）は各サンプリングポイントともに測定値とほぼ一致しており，パラメータが適切であるといえる．この近似式により各サンプリングポイントでのATP管理基準値を設定した（図15，図16）．このように製薬用水システムでCFU数のアクションレベルはサンプリングポイントが変わっても常に100 CFU/mLに対し，ATP管理基準値ではサンプリングポイントが変われば若干の差異が生じる場合がある．これはサンプリングポイントに適応したATP基準値であり，そこで捕集された生菌のATP量によって相対的に決定されたATP基準値によるもので，各サンプリングポイントでの正常状態の培養法とATPZERO1法の測定データにより統計学的確率手法に

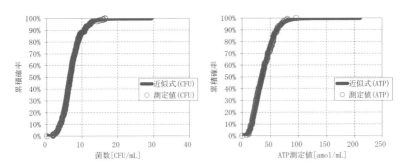

図13　EDI通過後の精製水における菌数とATP測定値の累積確率（基礎データ期間）

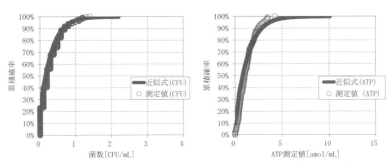

図14　ユースポイントにおける菌数とATP測定値の累積確率（基礎データ期間）

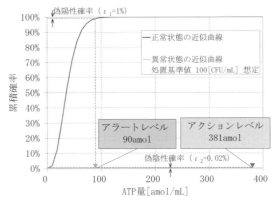

図15　EDI通過後の精製水の管理基準値（基礎データ期間）

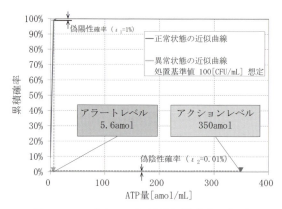

図16 ユースポイントの管理基準値（基礎データ期間）

表3 ATP管理基準値と培養法での処置基準値（基礎データ期間）

測定場所	ATP基準値① アラート	ATP基準値② アクション	培養法での 処置基準値
EDI通過後	90 [amol/mL]	381 [amol/mL]	100 [CFU/mL]
ユースポイント	5.6 [amol/mL]	350 [amol/mL]	100 [CFU/mL]

よって設定された管理基準値であるためである．この要因としてはユースポイントとEDI通過後の検出菌の違いにより，菌種に含まれるATP量が異なることから差異が生じたと考えられる（表3，表4）．

■**5.1.6 運用データ期間による考察**

追加取得したデータも含めたEDI通過後の精製水の傾向は（図17）と，再計算後のATP管理基準値を（図18）に示す．基礎データ期間で設定されたATP管理基準値から大幅な変動はなく，また（図19）に示す季節変動のトレンド傾向も，夏場に若干の増加傾向が，CFU数，ATP量とも確認ができた．循環ラインのユースポイントについても（図20，図21，図22）のように基礎データ期間と大きな変動もなく安定したシステムであることが確認できた．

■**5.1.7 結論と課題**

基礎データ期間は，①培養法と同等以上の性能を確認し，妥当な検証ができた，②製薬用水（精製水）の微生物管理にATPZERO1法の適用によって，高度な管理と迅速な判断が可能であると検証できた，③ATPZERO1微生物管理手法による運用方法が確立でき，従来の1週間の判定期間から当日判定が可能となった．次に運用データ期間では，①トレンド傾向が観察でき，安定し

表4 サンプリングポイントにおける検出菌

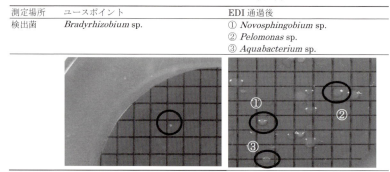

2 微生物の迅速試験法（環境細菌・真菌，製薬用水）ATPZERO1法

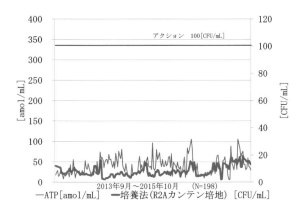

図17 EDI通過後の精製水の測定データ（基礎＋運用データ期間）

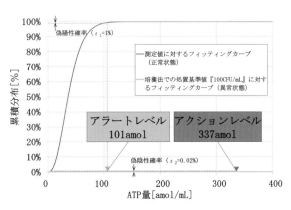

図18 再計算後のEDI通過後精製水の管理基準値

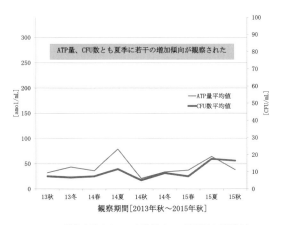

図19 季節変動のトレンド傾向（EDI通過後の精製水）

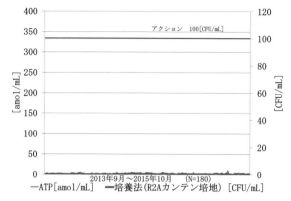

図20　循環ラインユースポイントの測定データ（基礎＋運用データ期間）

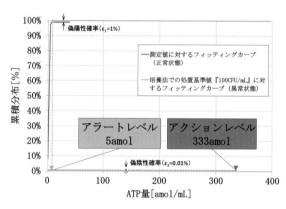

図21　再計算後のユースポイントの管理基準値

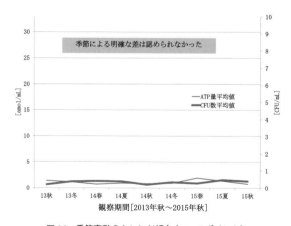

図22　季節変動のトレンド傾向（ユースポイント）

た品質の精製水が供給されていることが確認でき，②ATP管理基準値をアップデートすることで，より実態を考慮した高度なトレンド管理が可能になった．課題としては，ATP管理基準値を設定するために基礎データ期間を設けてCFUとATPの基礎データ取得が必要であり，また統計学的手法によりデータ数が多いほど精度が上がることから取得データの蓄積が必要である．

■5.1.8 精製水製造装置メンテナンス後の事例

運用データ期間中に精製水製造装置のメンテナンスによりRO膜交換工事が実施され，RO膜交換工事後の微生物評価を行った(図23)．工事直後の評価と交換後，約5週間にわたり経過観察も実施した結果を示す(図24，図25)．ATPZERO1法及び培養法共に評価基準値に適合していることが確認できたが，ATPZERO1法では工事直後の即日に水質の品質評価が実施でき，また経過観察期間においても同様に即日の確認が可能となった．これにより微生物迅速試験法のメリッ

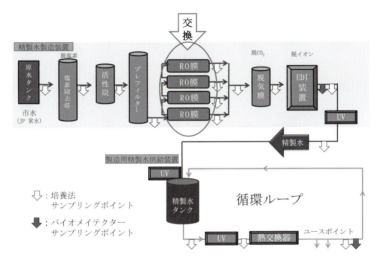

図23　精製水製造装置メンテナンス（RO膜交換工事）後の事例

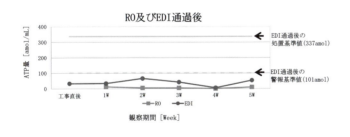

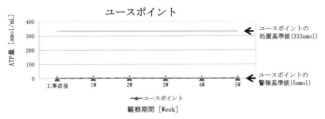

図24　精製水製造装置メンテナンス後の経過観察結果（ATPZERO1法）

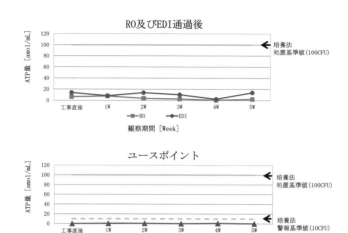

図25 精製水製造装置メンテナンス後の経過観察結果(培養法)

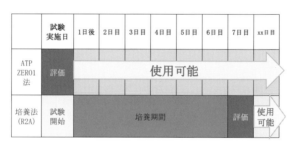

図26 精製水製造装置メンテナンス後の試験評価期間の比較

トが見出され,評価確認後の即日に製薬用水が運用可能となった(図26).よって精製水製造装置のRO膜交換工事などメンテナンス後の立ち上げが迅速に行え,製造工程への早期供給が実現可能となった.また一定期間の経過観察においても製薬用水の品質を即日に確認が行えたことで,交換工事作業によるリスクの低減とリスク管理に貢献できる.

5.2 非無菌経口剤製造エリアの環境モニタリング

■5.2.1 適用概要と目的

非無菌経口剤製造エリア(グレードC)の微生物環境測定(空中浮遊菌)をバイオメイテクターで運用する.特に環境ブレイク後の製造エリアにおける環境浮遊菌の確認を迅速に判断し,従来の5日間の待機期間を即日判定に短縮を図る.

■5.2.2 実施場所と試験方法及び期間

実施場所はアステラスファーマテック株式会社焼津技術センター内の非無菌経口剤製造エリアとし,試験方法は培養法(SCDカンテン培地)とATPZERO1法(バイオメイテクター)で行った.データ取得期間は2013年5月〜2013年11月を基礎データ期間とし,2014年2月〜2015年4月を運用データ期間とした.

郵便はがき

101-8791

707

料金受取人払郵便

神田局承認

3171

差出有効期間
平成30年5月
31日まで
（切手不要）

（受取人）

東京都千代田区猿楽町1-5-15
（猿楽町SSビル）

株式会社 **じほう** 出版局

愛読者係 行

|||i|l|·|l|°ill°|ill||l·|l·|l·|l·||·|l·|l·|l·|l·|l·|l·|l·|l·|l·|lll

（フリガナ） ご住所	□□□ - □□□□	□ご自宅 □お勤め先
	TEL：　　　　　FAX： E-mail：　　　　　@	
（フリガナ） ご所属先		部署名
（フリガナ） ご芳名		男・女 年齢（　　）
ご職業		

お客様のお名前・ご住所などの情報は、弊社出版物の企画の参考とさせていただくとともに、弊社の書籍や各種サービスのご提供・ご案内など、弊社の事業活動に利用させていただく場合があります。

微生物迅速試験法
バイオ医薬品等の品質管理のための実践ガイド

ご愛読者はがき　　　　　　　　　4872-

---

1. 本書をどこでお知りになりましたか。
- □ 書店の店頭で　□ 弊社からのDMで　□ 弊社のHPで
- □ 学会展示販売で　□ 知人・書評の紹介で
- □ 雑誌・新聞広告で【媒体名：　　　　　　　　　　　】
- □ ネット書店で【サイト名：　　　　　　　　　　　　】
- □ その他（　　　　　　　　　　　　　　　　　　　）

2. 本書についてのご意見をお聞かせください。
- 有　用　性（□ たいへん役立つ　□ 役立つ　□ 期待以下）
- 難　易　度（□ やさしい　□ ふつう　□ 難しい）
- 満　足　度（□ 非常に満足　□ 満足　□ もの足りない）
- レイアウト（□ 読みやすい　□ ふつう　□ 読みにくい）
- 価　　　格（□ 安い　□ ふつう　□ 高い）

3. 最近購入されて役立っている書籍を教えてください。

4. 今後どのような書籍を希望されますか。

5. 本書へのご意見・ご感想をご自由にお書きください。

ご協力ありがとうございました。弊社書籍アンケートのご回答
全員の中から**毎月抽選で30名様に図書カード（500円分）**をプ
ゼントいたします。お客様の個人情報に関するお問い合わせは
E-Mail: privacy@jiho.co.jp でお受けしております。

■5.2.3 検証と運用手順

基礎データ期間は，①測定場所・対象を決め，②培養法とATPZERO1法のデータ蓄積，③各データから累積確率分布の近似式を作成し，④ATP管理基準値を設定，⑤ATPZERO1微生物管理手法で運用する．運用データ期間では，基礎データ期間で測定された同じエリアで空調改修工事が実施されたのに伴い，同様のエリアで新たに追加データを取得し，①空調システム改修後のCFU数とATP量の傾向観察と，②ATP管理基準値の再計算を実施し，管理基準値をアップデートして，③トレンド管理を実施する．

■5.2.4 サンプリングポイント

非無菌経口剤製造エリアでサンプリングを実施した．

■5.2.5 基礎データ期間による培養法とATP量の考察

非無菌経口剤製造エリアは製造工程によってエリアが仕切られているが，全てのエリアの培養法でのアクションレベルはグレードCとなっており製造エリア全体でのATP確率分布モデルを作成した（図27）．累積確率分布の近似式は測定値とほぼ一致しており，パラメータが適切であるといえる．この近似式によりATP管理基準値を設定した（図28）．また培養法とATPZERO1法の性能確認をするために製造エリア内の製造エリアNo.3についての測定結果を図29に示す．この結果から培養法でのアクションレベルを大幅に下回っていることが窺えるが，これは測定エリアが清浄な状態で安定しており，空調システムが均一な性能で維持されていることによると考えられる．

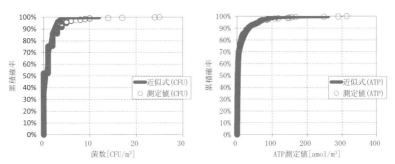

図27　非無菌経口剤製造エリアにおける菌数とATP測定値の累積確率（基礎データ期間）

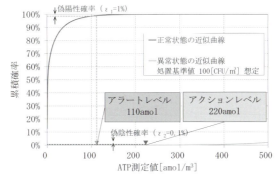

図28　非無菌経口剤製造エリアのATP管理基準値（基礎データ期間）

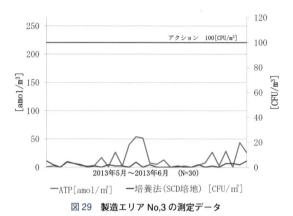

図 29 製造エリア No,3 の測定データ

■5.2.6 運用データ期間による考察

空調改修工事が実施された後に追加取得したデータでのATP確率分布モデルを作成した（図30）．新たに追加取得したデータにおいても累積確率分布の近似式は測定値とほぼ一致しており，パラメータが適正であると確認できた．この近似式により新たなATP管理基準値の再計算を行い，設定した（図31）．空調改修工事前と工事後のATP管理基準値を表5に示す．新しいATP管理

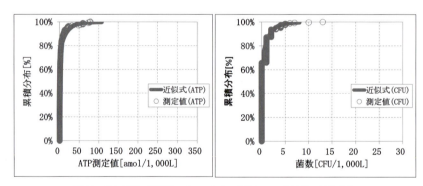

図30 非無菌経口剤製造エリアにおける菌数とATP測定値の累積確率
（運用データ期間＝空調改修工事後）

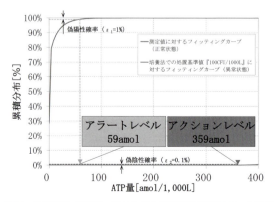

図31 非無菌経口剤製造エリアのATP管理基準値（運用データ期間）

表5 空調改修工事前と工事後のATP管理基準値

	ATP基準値① アラート	ATP基準値② アクション	培養法での処置基準値
空調改修工事前	110 [amol/m³]	220 [amol/m³]	100 [CFU/m³]
空調改修工事後	59 [amol/m³]	359 [amol/m³]	100 [CFU/m³]

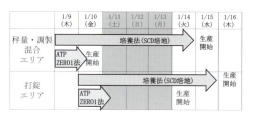

図32 ATPZERO1法による環境微生物確認待機期間短縮例

基準値でのアラートレベルは110 amolから59 amolと低く設定されたが，これは空調改修工事によって環境が変化し，更に清浄度が安定することで微生物学的変動が抑制され，実態を考慮したより精度の高い管理基準値の設定になったと考えられる．

■5.2.7 結論と課題

基礎データ期間は，①培養法と同様のレベルで環境悪化を検出するATP管理基準値の設定が可能であると検証できた，②ATPZERO1微生物管理手法による運用が可能であると同時に，環境ブレイク後の製造エリアにおける環境浮遊菌の確認が可能であると検証できた，③特に環境ブレイク後の環境浮遊菌確認が即日判定できることで，これまでの待機期間が5日間から1日と短縮が図られ，生産設備の稼動日が増加することで歩留まりが向上し，フレキシブルなスケジューリングが可能となり，明確なコストメリットも創出できた（図32）．

次に運用データ期間では，①トレンドの変化観察がタイムリーに行え，空調改修工事後も安定して清浄な空間が保持されていることが確認できた，②ATP管理基準値をアップデートすることで，実態を考慮した高度なトレンド管理が可能となった．課題としては，測定対象エリアで大きな環境変化があったり，新しい測定対象エリアでは基礎データの取得が必要である．

5.3 適用事例のまとめ

本項で紹介した製薬用水の水質モニタリングとグレードCにおける環境モニタリングの適用事例から以下のことがわかった．

①バイオメイテクターの特性に応じた妥当な検証ができた．
②ATP微生物管理手法によるATP管理基準値が設定でき，実用的な運用が可能であると検証できた．
③迅速な環境測定が可能となり，明確なコストメリットを出せる．
④ATP管理基準値をアップデートすることで，環境変化の実態を考慮した高度なトレンド管理が可能となった．

このように微生物管理の実用に微生物迅速試験法であるATPZERO1法を活用することは，医薬品製造における工程管理や品質管理，また空調システムなどの微生物学的品質悪化を迅速にモニタリングすることができ，様々な効果をもたらす．ここでの適用事例は現在もデータ蓄積と検証を継続中で，そこでもたらされる恩恵は今後も創出されることになるであろう．

6 ATPZERO1法の考慮すべき点と応用分野

6.1 考慮すべき点

　ATPZERO1法は従来の培養法とは検出対象が異なるため，これまでに蓄積されたデータと相関を得られないと考えられる．これは，ATPZERO1法では菌体の代謝活性を指標として微生物量を定義しているのに対し，培養法では増殖活性を指標として微生物量を定義しているためと考える．そのためATPZERO1法では培養工程がなく分裂増殖をしない菌体中のATP量を計測することから，増殖活性を指標に微生物量を定義している培養法と相関がとりにくい（本質的に異なる）といえる．したがって現行の培養法とATPZERO1法では本質的に異なることを理解した上で運用に際して考慮すべき点を明確にする必要がある（表6）．

　よってユーザー側で対象とするエリア，サンプルの培養法とATP量のデータを蓄積し，環境やサンプルに見合った管理基準値（アラートレベルとアクションレベル）の設定が重要と考えられる．従来の培養法は固定のCFU値で管理されていたが，ここで提案しているATPZERO1法では，各部屋の微生物環境や各所のサンプリングポイントの違いを加味して管理基準値を設定する．そのため，部屋の使用環境やサンプルによって異なる管理基準値になることが一般的であるが，実態を考慮した管理方法であり，従来の管理方法よりも有効であると考えている．これは対象エリアやサンプルに適応したフレキシブルかつ高度なトレンド管理が可能となることを意味する．前述の「5.1 ATP微生物管理手法の概要と目的」で説明したように，対象エリアやサンプルに対して適応したATP確率分布モデルによって管理基準値が算出されるためである．

　このように統計学的な手法によって構築されたATP微生物管理手法は対象エリアやサンプルに適応した管理基準値の設定が可能であり，フレキシブルかつ高度なトレンド管理を可能とするが，継続的なモニタリングによるデータの蓄積を行い，経験を積み重ねることによって，更に精度の高い微生物管理を目指すものとする．

6.2 応用分野

　適用事例で述べた製薬用水の水質モニタリングと製造エリアの環境モニタリングの他，応用分野として，製品試験，微生物限度試験，保存効力試験，バイオロジカルインジケーターの無菌試験，バイオバーデンの日常管理（微生物管理），原材料受入試験などが期待される．また再生医療における自己由来細胞の細胞・組織加工製品において，ある患者の細胞・組織を用いた加工工程が終了した後に，異なる患者の細胞・組織を用いる加工工程に切り替える「チェンジオーバー」[8]を実施した際の環境モニタリングにも有効であると思われる．特に安全キャビネットなどの非密閉筐体設備はクロスコンタミネーションのリスクが高く，チェンジオーバー時のクリーニング（除染及び消毒等）実施後の環境評価を迅速に判定できることは，リスク低減に貢献すると考えられる．

　現段階ではそのうちいくつかの応用分野を株式会社日立プラントサービスのラボにて検証中で

表6　ATPZERO1法の考慮すべき点

考慮するべき点	検討事項
1　導入する目的を明確にする	培養法と併用か,代替法としての単独使用かを精査する
2　ATPZERO1法の適正（マッチング）を検討する	微生物試験のすべてを網羅できないので使用方法を検討する
3　トレンド管理による新しい運用方法	培養法による絶対値ではなく，新しい単位での管理方法を検討する
4　試験プロセスの追加・変更によるSOPの再構築	管理戦略の策定とそれに基づく手順化が必要である

あり，近い将来には適用範囲が広がると期待される．
　次に検証中の応用分野の一例を紹介する．

6.3 応用分野の一例
■6.3.1 栄養ドリンク剤（指定医薬部外品）の評価

　某社製の指定医薬部外品の栄養ドリンク剤（液剤）について，バイオメイテクター（ATPZERO1法）を用いて，栄養ドリンク剤の成分が，①ATP測定に影響しないこと，②偽陽性・偽陰性の判定に影響しないことの検証（特異性・頑健性）を実施した．試験を実施するにあたり，あらかじめ実験計画法に基づいて試験計画書を作成し，その手順に従って実施した（表7）．本実験にはこの栄養ドリンク剤製造において汚染リスクの可能性が考えられる *Staphylococcus aureus*（黄色ブドウ球菌 ATCC 6538）と *Candida albicans*（カンジダ NCPF 3179）を指標菌とした．試験結果は表8に示すように，試料のブランク測定（偽陽性試験）と指標菌添加測定（偽陰性試験）共に良好であった．指標菌添加測定における2種の指標菌による測定データを図33，図34に示す．この結果より2種の指標菌共に1CFUから検知可能であり，高感度で迅速な検査が可能であると検証できた．ただし，製造現場における実測データを積み上げることが重要であり，迅速法の経験を積み重ね

表7　栄養ドリンク剤の試験計画書

試験項目	試験内容	測定数	測定モード
ろ過性能	ろ過時間測定	n=30	液体サンプルろ過
ブランク測定（偽陽性試験）	ブランク(原液)に対するATP量測定	n=30	液体サンプル計測
指標菌添加測定（偽陰性試験）	指標菌を添加しATP量と菌数(CFU)を測定	・3濃度 (10, 50, 100CFU) ・各濃度 n=6	液体サンプル計測

表8　栄養ドリンク剤の試験結果

No	試験項目	試験内容	試験結果
1	ろ過性能	ろ過時間測定	サンプル量　100[mL]のろ過時間 平均：2678[sec] 最大：3342[sec] 最少：2403[sec] SD　：227.6[sec]
2	ブランク測定（偽陽性試験）	ブランク(原液)に対するATP量測定	平均：0.30[amol] 最大：1.74[amol] 最小：-0.80[amol] SD　：0.73[amol]

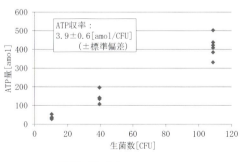

図33　*Staphylococcus aureus*

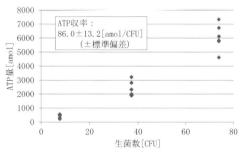

図34　*Candida albicans*

ることによって手順や管理方法の精度を高めていくことが肝要である．

■6.3.2 バイオロジカルインジケーター（BI）の評価

　微生物迅速試験法で期待されるものとして，高圧蒸気滅菌法のバイオロジカルインジケーター（BI）について評価実験を行った．市販品の2種類のBI（表9）を高圧蒸気滅菌（オートクレーブ）にて，滅菌前と滅菌後を測定し評価した．測定サンプル数は（表10）に示す．なお培養法はSCDカンテン培地，微生物迅速試験法はATPZERO1法で実施し，その結果を（表11，表12）に示す．この結果により①市販品のBIによる滅菌後の培養法，ATPZERO1法ともに滅菌状態が確認できた，②高圧蒸気滅菌法によるBIのATPZERO1法による迅速試験の適用が期待できる，③ATPZERO1法では即日に判定が可能となり，迅速判定によるメリットが期待される．また滅菌後の無菌は判定できるが，試験菌の減少量での判定をATP量で判定することは難しい．これはCFU数とATP量が必ずしも相関関係が成り立つのではないので，可能性としては培養法でのCFU数の減少量とATP量での減少量を統計学的（ATPZERO1微生物管理手法など）に処理し，ATP量での減少量を設定する方法である．

表9　サンプルBI（市販品）

	①過酸化水素滅菌用スポアーディスク	②蒸気滅菌用スポアーディスク
菌数	1.4×10^6，per 6mm steel disc	1.9×10^6，per 3mm disc Filter paper
型番（メーカー名）	TTS-06（NAMSA）	DS18-06（NAMSA）
菌種	*Geobacillus stearothermophilus*，ATCC7953	*Geobacillus stearothermophilus*，ATCC7953
規格	ISO 11138-1	ISO 11138-1

表10　BIの測定サンプル数

		培養法 （SCDカンテン培地）	ATPZERO1法 （バイオメイテクター）
1	滅菌前	n=2	n=30
2	滅菌後	n=2	n=30

表11　過酸化水素用スポアーディスク（金属プレートタイプ）

	測定系列	培養法（CFU）	ATPZERO1法（amol）	
		平均値	平均値	標準偏差
1	滅菌前のBI測定	2.5×10^5	29,344.5	10,084.3
2	滅菌後のBI測定	0	0.2	0.9

表12　蒸気滅菌用スポアーディスク（紙フィルタータイプ）

	測定系列	培養法（CFU）	ATPZERO1法（amol）	
		平均値	平均値	標準偏差
1	滅菌前のBI測定	3.6×10^5	241,042.7	49,000.4
2	滅菌後のBI測定	0	0.6	1.1

7 まとめ

微生物の迅速試験法である「ATPZERO1法」とバイオメイテクターの運用方法である新しい微生物管理手法の「ATPZERO1微生物管理手法」、またその適用事例と応用分野の一例を紹介してきた。ATPZERO1法の適格性や有効性を検証することで、実運用での導入が可能であることを示した。しかし、ATPZERO1法は菌種同定が困難であるため微生物を網羅的に理解し、微生物学的品質悪化を早期に検知することを着眼点としている。この特性を理解した上で運用を図ることが重要である。またここで紹介した適用事例や応用分野の一例はほんの一部でしかなく、適用範囲はまだまだ未開発の段階であるといえる。今後は応用分野での開発を継続し、データの蓄積と検証によって適用範囲の拡大と共に、その効果と恩恵を開発していくことが重要である。これは装置を提供するサプライヤーの努力だけでは成しえず、使用するユーザー側での前向きな導入と試みが必要不可欠であり、更には規制当局の理解と新技術への取り組みや支援も必要不可欠である。

最後にユーザーと提供するサプライヤーが経験を積み重ねることによって、より精度の高い微生物管理を目指し、継続的で前向きに取り組むことを期待する。またATPZERO1法によって医薬品や再生医療等製品がより微生物学的に高品質、安全で低コストであり、タイムリーに医薬品ユーザーや患者に届けられることに貢献できるよう期待する。

文　献

1) 山本啓之, 小暮一啓. Viable but Non-Culturable(VNC)の概念による細菌感染症へのアプローチ. 日本細菌学雑誌. 1999, 54(3), p.631-638.
2) 那須正夫, 山口進康. 第20章微生迅速検出法. 新GMP微生物試験法. 佐々木次雄・棚元憲一・川村邦夫/編. じほう.
3) 厚生労働省. 無菌医薬品製造区域の微生物評価試験法. 第十六改正日本薬局方. 2011.
4) 片山博仁. 無菌医薬品製造施設における微生物管理(制御)の現状と対策. 日本防菌防黴学会誌. 2009, 37(5), p.339-345.
5) 片山博仁他. 微生物迅速法の活用－導入から活用までの取り組み－. 日本PDA製薬学会, 第4回微生物シンポジウム「最新の迅速微生物測定法」. 2015.
6) 片山博仁他. 第十七改正日本薬局方参考情報「微生物迅速法」についての検討～用途開発と用途事例～. 日本PDA製薬学会, 日本薬局方十七改訂直前 第5回微生物シンポジウム「微生物迅速試験法最新情報」. 2016
7) 川村邦夫. 第4章4-3微生物試験の信頼性と判定基準. 新GMP微生物試験法第2版. 佐々木次雄・棚元憲一・川村邦夫/編. じほう. 2013.
8) 経済産業省. 再生医療分野　自己由来細胞操作のチェンジオーバーに関するガイドライン2015(手引き). 2015.

［池松 靖人(責任著者), 野口 美也子, 木村 亮, 及川 遼太, 後藤田 龍介］

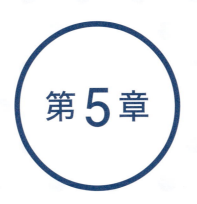

第5章

微生物迅速試験法の現状と今後

1	微生物迅速試験法適用時のバリデーション ……… 94
2	ドイツ細菌学から微生物迅速試験法の時代へ ……… 106

第5章　微生物迅速試験法の現状と今後

1　微生物迅速試験法適用時のバリデーション

1　はじめに

　従来の培養法による微生物試験法では試験結果が得られるまでに数日から数週間程度の時間を要し，筆者が医薬品製造業に従事した35年以上前から，その時間の短縮が望まれていた．

　微生物迅速試験法を用いることで，その時間が短縮されるだけでなく，微生物学的な品質を迅速に，把握できることにより，品質保証レベルが向上し，また，生産設備の稼働率向上，不良率の低減により，経済的な波及効果についても期待することができる．異常時，逸脱時に，迅速に微生物学的な品質情報を確認できることも大きなメリットである．

　さて，本書においても，いくつかの優れた測定装置が紹介されたように，昨今，優れた性能を有する機器が複数市場に出回っている．また一方，PDA TR No.33[1]が2013年に改訂されたのに加え，EP，USPの代替え微生物試験法が改訂され[2,3]，また，第十七改正日本薬局方（日局17）で参考情報に微生物迅速試験法が収載された[4]．このようにレギュレーションや技術指導書も充実し，微生物迅速試験法を活用できる環境は整備されているにも関わらず，一部の先進的な企業は別として，医薬品製造業界において微生物迅速試験法の導入はいまだに，活発とはいえない状況であると筆者は認識している．

　微生物迅速試験法の導入が進まない要因として最も大きいと考えられることは，微生物迅速試験法が従来試験法にかかる時間を単に短縮した試験法ではないことにある．わかりにくい表現であると思うので，もう少し説明すると，微生物迅速試験法に期待されているイメージは，「従来法では1週間後に100 CFUという結果が得られたものが，微生物迅速試験法では3時間ほどで同じ100 CFUという結果が得られる」ことであるのに対し，現実には，例えば結果がATP量（単位：amol）で出るATP法を用いた場合，「従来法では1週間かかって100 CFUという結果が得られたものが，微生物迅速試験法では3時間ほどで230 amolという結果が得られる」のである．100 CFUと230 amolの違いをどうとらえて良いかの判断が容易ではなく，その判断を自己責任で下さなくてはならないため，導入に躊躇しているケースが多いようである．

　微生物迅速試験法のバリデーションを行う上でも，この「微生物迅速試験法が従来試験法にかかる時間を単に短縮した試験法ではないこと」をしっかりと認識し，その違いについて理解する必要がある．そのため，ここではまず微生物迅速試験法と従来の微生物試験法の違いについて解説し，その後にバリデーションについて言及する．

2 微生物迅速試験法と従来の微生物試験法の違い

2.1 検出原理の違い

ある微生物試験法が検出する対象物は，当然ながらその試験法の検出原理に適合した「もの」ということになる．現行の日局17一般試験法に収載されている微生物限度試験法の生菌数試験のメンブランフィルター法では，ソイビーン・カゼイン・ダイジェストカンテン培地を用いて30～35℃で3～5日間，サブロー・ブドウ糖カンテン培地を用いて20～25℃で5～7日間培養した時に増殖し得る微生物（単位：CFU）が対象となる．それに対し，本書の4章で解説されたIMD-A法では405nmのレーザー光で励起され，自家蛍光を発する粒子（単位：個）が対象となり，同じく4章で解説されたATPZERO1法では，試験に供された生物から抽出された総ATP量（単位：amol）が計測される．

日局のメンブランフィルター法においては上記培養条件では目視で確認できるほどの量まで増殖できない微生物は検出することができない．IMD-A法では増殖する活性を失った微生物や微生物以外の蛍光物質が検出される可能性があり，また複数個の微生物が凝集していた場合には1個として計数される可能性を持つ．ATPZERO1法では総ATP量で結果が得られ，生物種やその状態によって含有するATPの量が異なるため，測定結果を菌数に換算するための一定の係数を得ることが難しい．

このように従来の日局17微生物限度試験法も含めて試験法ごとに検出対象とその検出の仕方には特徴があり，一概にどの方法が正確であるということができない．そのため微生物迅速試験法の導入を検討するときには，その試験法及び従来法の特徴をより正確に把握し，その違いについて整理して認識しておき，導入目的に照らし合わせて判断できるようになることが重要である．

2.2 サンプル中の微生物の多様性

試験原理の違いにより検出対象とその検出の仕方が異なっていることは前述したが，それに加えてサンプル中の微生物の存在状態（菌種，個々の菌の活性，複数菌の共存状態など）に多様性があるため，得られるデータの解釈がより複雑になる．

2.3 異なる試験法間の相関

検出原理の違いに加えサンプル中の微生物の多様性があるために，同等と思えるサンプルを複数の試験方法で測定して，その結果を比較しても，その結果に相関を見出すことは極めて難しいのが現実である．微生物迅速試験法を検討する担当者の多くがこの相関性のなさにぶつかり，ともすると導入検討を断念する方もいるのではないかと推察される．日局17に収載された微生物迅速試験法のバリデーションの項にも「必ずしも相関関係を求める必要はない」と記述されている．

従来の日局17微生物限度試験法が特定条件での培養という手法でサンプル中の微生物をとらえているのと同様に，ある微生物迅速試験法もその特有の原理に基づいて微生物をとらえているのであれば，科学的に妥当ということができる．たとえ従来法との相関が得られなかったとしても，相関が得られない理由を説明でき，科学的な妥当性をデータで示すことができるのであれば，その手法は正当化できると考えられる．

3 適用すべき微生物迅速試験法

科学的な妥当性をもった試験法であっても,適用させる試験目的に合致していなければ用いることはできない.例えば10個から10,000個程度の微生物を精度よく計測できる試験法であっても,1個の微生物の存在を検知できなかったり,無菌の検体であっても微生物ありと誤検知したりすることがある試験方法であれば,無菌試験法に適用することはできない.

適用には試験に求められる要求仕様を整理し,次に用いようと考えている微生物迅速試験法の原理,特徴を整理する必要がある.微生物迅速試験法のバリデーションを実施するに当たってはこれらの情報の整理が不可欠である.

4 微生物迅速試験法のバリデーション

本項で解説するバリデーションには機器の適格性すなわち校正,据付時適格性評価(IQ:Installation Qualification),運転時適格性評価(OQ:Operational Qualification),性能適格性評価(PQ:Performance Qualification)や分析法バリデーション,更には微生物迅速試験法の装置メーカーが装置の性能を確認した基礎的な検証結果も含まれる.これら導入候補機器が検討対象とした用途に対し,適切な性能を発揮できることを示す全ての検証行為が対象となる.

ここからは微生物迅速試験法の導入からバリデーションまでの取り組みについてバリデーション活動に主体を絞って順を追って解説する.ここに示す方法は,抽象的すぎると感じられる方がいると思うが,微生物迅速試験法には様々な原理が含まれ,その利用目的にも多様性があるため,ある特定のバリデーションを行えば良いとはいえない.むしろ各事例に応じた必要な検証項目を選定することが難しく,また重要であるといえる.つまり実施するバリデーションの妥当性を示す根拠を示す作業ともいえるので,ここではそのための説明をする.

この取り組みの流れを図1に示す.導入しようとする試験法のリスクを多面的に評価し,そのリスクに対する管理戦略として必要なバリデーションを行うということが趣旨になる.この方法は,考え方の一例であり,他の方法を否定するものではない.またここに示すリスク抽出の全て

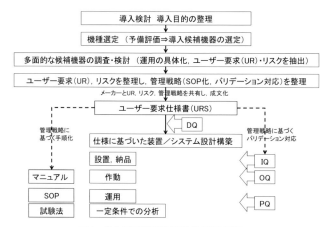

図1 微生物迅速試験法導入時の取り組み
―導入検討から使用までの活動フロー―

のプロセスが，全ての事例で必要とは考えていない．事例に応じて利用できる部分を参考にしていただければ幸いである．

4.1 導入目的の整理

導入目的を下記の例のように整理する．この整理によって，検証すべき重要な性能や検証条件をより明確に認識できるようになる．

- 微生物迅速試験法を適用させる試験の種類は何か；生菌数，無菌，特定微生物，同定等
- 対象となるサンプルは何か；製薬用水，製造環境の空気，原料，資材，原薬，製剤等．そこにはどんな不純物が含まれている可能性があるのか；空気中に巻締め工程で発生するアルミ粉が含まれる，作業服由来の繊維屑が含まれる等
- どの程度の微生物が含まれる可能性があるのか，正確に検知すべき微生物濃度；0/1を正確に，100 CFU/gを超えるか超えないかを判断したい，数個〜数千個の微生物変動を把握したい等
- 試験プロセスのどの部分；サンプリング〜測定〜データ出力〜データ整理（トレンド化）をカバーしたものが望ましいのか
- 期待するメリットは何か；迅速化，省力化，リスク低減等
- 試験の目的は何か；モニタリング，品質の適否判定等
- 結果をどのように用いるのか；従来法と併用，代替え法として単独運用等

4.2 導入候補機器の特徴把握・リスク抽出

導入候補の機器の特徴を多面的に把握し，考慮すべきリスクを網羅的に抽出していくことが重要である．ここでのリスクとは試験性能上のリスクに限らず，安全性や製造への影響，安定して試験が継続運用できるか等の幅広いリスクと定義するとより有用になる．ここでは次の七つの視点から微生物迅速試験をとらえることを提案したい．いくつかの視点で重複したリスクが抽出されると思うが，重複は気にせず，より多くのリスクを把握していくことが重要である．

- 試験プロセス
- 測定装置，消耗品，設置環境，及び接続ユーティリティの仕様
- 管理すべき情報
- 測定装置の保守管理
- 試験法，装置の原理
- 測定対象
- 安全管理

上記作業をより具体的に，そして詳細に行うために，導入候補機器を試験導入やデモンストレーション，レンタルする等して，実際に触って事前評価することは大変有用である．

提案した各視点からの特徴把握，リスク抽出作業をわかりやすく具体例を挙げて説明するために，図2に架空の微生物迅速測定機器をモデルケースとして示す．

4.2.1 試験プロセス

導入候補機器を用いた場合の試験プロセスを具体的にフロー図化し，より具体的にイメージ・把握できるようにする．重要な試験プロセスについてはより詳細なフロー図にすると有用である．この作業を進める過程で考えつくリスク関連キーワードをブレインストーミング的に抽出し，書き出す．モデルケースの試験プロセスフロー図と抽出したリスク関連キーワードを図3に示す．

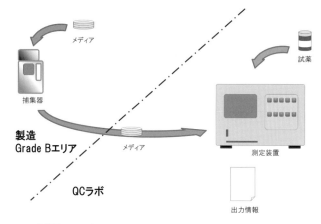

図2 候補機器の調査・リスク抽出作業説明のためのモデルケース
例：Grade B 環境の浮遊菌測定
捕集器でメディアに Grade B 環境の空気を吹き付け，微生物を捕集．捕集した微生物を試薬で発光させ，輝点の数を微生物数として計数メディアの処理・判定は品質管理がラボで実施

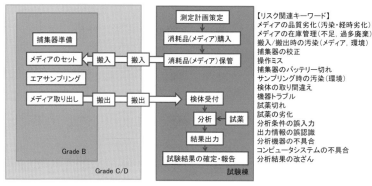

図3 試験プロセスフロー図と抽出したリスク関連キーワード

■4.2.2 測定装置，消耗品，設置環境，及び接続ユーティリティの仕様

導入候補機器の構成装置や使用される消耗品，設置環境，及び接続ユーティリティについて個別にその仕様を整理する．仕様についてはカタログやメーカーから得られる情報をもとにする．この作業を進める過程で考え付くリスク関連キーワードをブレインストーミング的に抽出し，書き出す．モデルケースの試験装置関連の仕様と抽出したリスク関連キーワードを**表1**に示す．

■4.2.3 管理すべき情報

導入候補機器の装置や使用する消耗品から得られる情報のうち，管理すべき情報を構成装置や消耗品ごとに整理する．試験の運用時に管理すべきパラメータの多くが，この作業でわかり，必要があればそれらを管理するための標準化を行わなくてはならない．また，メーカーが未設定の情報があったり，メーカーの保証範囲から外れた用法を使用者が用いたりする場合などには，使用者としてこれらの情報についてバリデーション活動を通じて再設定する必要が生じる．これらの管理すべき情報もカタログやメーカーから得ることができる．モデルケースの試験装置関連の管理すべき情報と抽出したリスク関連キーワードを**表2**に示した．

1　微生物迅速試験法適用時のバリデーション

表1　試験装置関連の仕様と抽出したリスク関連キーワード

設備	情報	リスク関連　キーワード
メディア	有効期限：製造日から3か月 包装：PE袋1重 納期：約20日 保存条件：冷所 価格：250円/枚×10枚購入単位 記載情報：メディア毎にLot No., 有効期限 識別情報記載スペース：ふた上面 無菌性：ガンマ線滅菌済み（1次包装状態）	期限切れ，メディア劣化 搬入方法（除染） 在庫切れ 保管場所の確保 費用，半端品の取り扱い 開封後のメディア管理 検体識別 汚染（環境，偽陽性）
捕集器	吸引速度：$1m^3/10min.$ 電源：内蔵充電池100時間/1 full充電 除染方法：捕集部：オートクレーブ可，本体：アルコール消毒 表示情報：捕集空気量/残時間，現在時刻，日付 メーカー保証耐久時間：1年	校正 バッテリー切れ 汚染 除染による劣化 誤操作 経時劣化
測定装置	電源：100V 推奨設置環境：Grade B 処理能力：15min./1メディア コンピューターシステム 表示情報 出力情報：スプレッドシート，電子出力	電源の確保 測定時の汚染（偽陽性，試験環境） 誤操作・処理 結果の誤認識 校正・機能不良

表2　試験装置関連の管理すべき情報と抽出したリスク関連キーワード

設備	情報源	得られる情報	必要な情報	リスク関連キーワードGap対応
メディア	一次包装 箱	有効期日 Lot No. 保存条件：冷所	有効期日 Lot No. 保存条件：冷所 検体ID	有効期限切れメディアの誤使用 不適切な保管 検体IDは測定時に記載
捕集器	本体 表示パネル	シリアル番号 捕集空気量/残時間 現在時刻 日付	シリアル番号 捕集空気量/残時間 測定終了サイン 次回校正期限	 測定開始時に時刻を確認 校正シールでユーザーが表示
測定装置	本体 表示パネル 出力用紙 電子データ	シリアル番号 現在時刻 日付 検体ID（入力情報） 分析終了予定時刻 進行中の処理名称 結果 測定者（ログイン者） 本体シリアル番号 測定実施日時 測定実施者 検体ID（入力情報） メディアLot No.（入力情報） 試薬Lot No.（入力情報） 結果（補正前） 結果（補正後） 補正コメント 本体シリアル番号 測定実施日時 測定実施者 検体ID（入力情報） メディアLot No.（入力情報） 結果（補正前） 結果（補正後） 補正コメント 取り込み画像	シリアル番号 次回校正期限 検体ID（入力情報） 分析終了予定時刻 進行中の処理名称 測定者（ログイン者） 用紙切れ通知	 校正シールでユーザーが表示 用紙切れ時に出力情報が消えないか

99

■4.2.4　測定装置の保守点検

構成機器が維持すべき機能を個別に整理する．カタログやメーカーから得られる保証点検情報が主な情報源となるが，測定原理上，重要な装置機能と考えられるものも書き出す．モデルケースの試験装置の保守管理と抽出したリスク関連キーワードを表3に示した．

■4.2.5　試験法・装置の原理の整理

試験法及び装置の原理をもとに，その試験方法では何を見ているのかを整理する．モデルケースの試験法の原理と抽出したリスク関連キーワードを図4に示した．ここでは偽陽性となりうる物質や偽陽性を引き起こす測定条件，偽陰性となりうる微生物や偽陰性を引き起こす測定条件に着目すると効果的に作業が進められると考える．また，モデルケースの試験装置の原理と抽出したリスク関連キーワードを表4に示す．装置作動プロセスごとに発生する可能性のある誤作動や不具合の要因を抽出して書き出す．

■4.2.6　測定対象

少し「2.2 サンプル中の微生物の多様性」でも触れたが測定対象（サンプル）についても整理が必要である．どの程度の濃度の微生物が存在するのか，どのような微生物種が存在するのか，微生物以外の生物（花粉や作業者の皮膚片など）が含まれている可能性，複数微生物が1粒子として存在している可能性があるかなどを書きだし，それらが導入候補機器ではどのように反応する，もしくは反応する可能性があるのかを書き出す．モデルケースの試験装置の測定対象と抽出したリスク関連キーワードを表5に示す．各含有物に対する反応（偽陽性や偽陰性）については，イメージで記載している．

■4.2.7　安全管理

機器の連続運転による発火，可動部による人体損傷等の安全管理上のリスクについてもカタログやメーカーから得られる情報から考察し，書き出すこと．それらを社内基準の適合性と照らし

表3　試験装置の保守管理と抽出したリスク関連キーワード

設備	維持すべき機能	保守対応	頻度	保守期間中の対応
捕集器	吸引速度	メーカー校正	1回／12M	代替機貸与
	内蔵充電池	メーカー校正時交換	1回／12M	代替機貸与
	捕集部の劣化	交換	必要時	―
測定装置	カメラの読み取り能力	メーカー訪問点検	1回／12M	―
	試薬吸引，噴霧能力			
	遮光能力			

```
┌─────────────────────┐
│ その手法は何を見ているのか？ │
└─────────────────────┘
            ↓
┌──────────────────────────────────────────┐
│     X amol 以上のATPを含有する浮遊物質数      │
├──────────────────────┬───────────────────┤
│ 計数対象となる物質       │ 計数できない微生物   │
├──────────────────────┼───────────────────┤
│ ・増殖能をもつ微生物／微生物を含む塵埃 │ ・含有ATP量が少ない微生物 │
│ ・増殖能が低い（死菌を含む）微生物／微生 │ 　（菌種，生理状態‥）   │
│ 　物を含む塵埃           │                   │
│ ・花粉／花粉を含む塵埃    │                   │
│ ・皮膚片／皮膚片を含む塵埃 │                   │
└──────────────────────┴───────────────────┘
            ↓
┌──────────────────────────────────────────┐
│ リスク 関連キーワード／考察                   │
│ ・従来法との相関は期待できない                │
│ ・環境の清浄度という観点で基準値を設定，従来法で管理された環境の清浄度を基準に考察 │
│ ・増殖能をもつ低ATP含量微生物はどの程度存在するのか（無視できるほど少ないか） │
└──────────────────────────────────────────┘
```

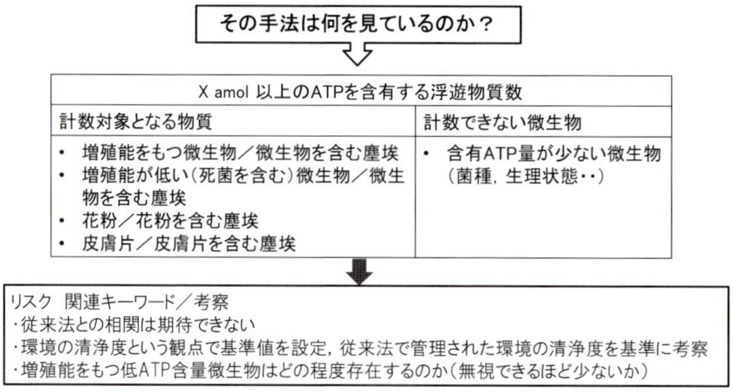

図4　試験法の原理と抽出したリスク関連キーワード

表4 試験装置の原理と抽出したリスク関連キーワード

手順	捕集	A試薬の塗布	A試薬反応	B試薬の塗布	蛍光画像撮影	画像解析
概要	1m³/10minで吸引し，メディアに微生物を吹き付ける．	メディアにA試薬を噴霧する	A試薬と微生物を5分間接触させ，反応させる．	メディアにB試薬を噴霧する	カメラでメディア画像を撮影	画像解析で輝点の数を計数
リスク関連キーワード	捕集効率 衝突による死滅 乾燥によるメディアの劣化	試薬の品質劣化 試薬の微生物汚染 塗布むら 塗布量過不足	反応時間の過不足 反応の過不足（温度要因） 反応中の微生物汚染	試薬の品質劣化 試薬の微生物汚染 塗布むら 塗布量過不足	カメラ機能不良 暗箱の光漏れ 暗箱中に発光物が存在（偽陽性） 高ATP周囲の低ATPの読取 電気ノイズ（偽陽性） 読み取り精度	解析精度 異形，淵部の認識 特異性（異物） 直線性（精度が保てる濃度範囲）

表5 試験装置の測定対象と抽出したリスク関連キーワード

含有する可能性のある物質	リスク関連キーワード
微生物（測定目的物質）	菌種，活性，菌濃度による反応の違い，偽陰性 過去のモニタリングデータ（微生物種，濃度）
死菌	偽陽性
アルミ粉（巻締め機由来）	偽陽性
ガラス粉（巻締め機由来）	偽陽性
繊維（衣類由来）	偽陽性
洗剤粉（衣類由来）	偽陽性
塵埃	偽陽性
製品飛散粉	偽陽性，偽陰性（反応阻害）
アルコール（噴霧由来）	偽陽性，偽陰性（反応阻害）

合わせ，確認することは有用である．

4.3 ユーザー要求とリスクの整理

「4.1 導入目的の整理」及び「4.2 導入候補機器の特徴把握・リスク抽出」作業によって，ユーザーとして必要と考えている要求仕様，管理すべき事象やパラメータ，そして配慮すべきリスクが数多く書き出され，抽出される．これらの情報をユーザーサイドでいったん，項目ごとに整理する（図5）．

4.4 ユーザー要求仕様書（URS）の作成　管理戦略としてのバリデーション

ユーザーサイドで整理したユーザー要求事項とリスクと考える事象を微生物迅速測定機器メーカーと共有し，ユーザー側が必要と考える機器や試薬自体の情報や，それらの管理状況の情報，そしてそれらの性能を証明する実験資料や保守のためのプログラムがあるかどうかを確認する．

消耗品の保管条件や使用期限の管理のように主にSOPで運用方法を定め，それに付随するリスク事象の発生を抑制できる場合には，その手順化を管理戦略とする．

懸念されるリスク事象が発生しないことを実験によって検証することが求められる場合には，

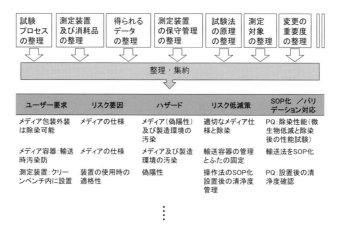

図5 ユーザー要求と抽出リスクの整理

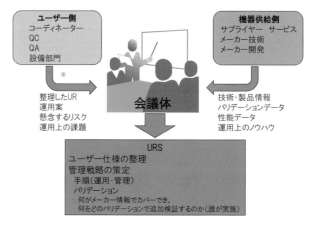

図6 ユーザーとメーカーの協議
※より具体的に提示して，機器供給側から具体的な
サポートを得ることが重要

管理戦略として何らかのバリデーションが必要となる．メーカーサイドがバリデーション資料を保有している場合には，ユーザーサイドはその検証資料を入手して，内容の妥当性を確認した上で，保管しておく．メーカーサイドが適切なバリデーション資料を保有していない場合については，メーカーサイドが検証試験を行うのが妥当か，ユーザーサイドが検証試験を行うのが妥当か，また，校正，IQ，OQ，PQ，試験法バリデーションのどの作業でその検証を行うのが妥当かを協議し，定めることになる（図6）．その結果をユーザー要求仕様書（URS）にまとめて記載する．IQ，OQ，PQ，試験法バリデーションのどの作業が妥当かを判断するために参考となる判断フローを図7に示す．

　上述した通り，微生物迅速試験法を導入するために必要なバリデーションについては，URS中に要求者仕様，懸念されるリスクを書き示したうえで，そのリスク事象の発生を抑制するための管理戦略として手順化とともに記載されていることが望ましい．こうすることによってバリデーションの妥当性について査察官を含む第三者にも理解しやすく示すことができるようになると考える．

1 微生物迅速試験法適用時のバリデーション

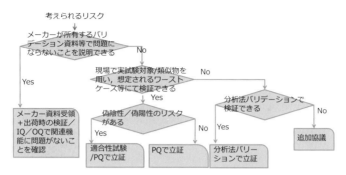

図7 バリデーションのカテゴリを決める際の判断フロー例

4.5 バリデーションごとの事例

2015年2月に日本PDA製薬学会無菌製品GMP委員会が第4回「最新の迅速微生物測定法」フォーラムで発表したバリデーションの事例[5]を参考までに**表6**（校正），**表7**（IQ），**表8**（OQ），**表9**（分析法バリデーション）に示す．

表6 バリデーション事例 校正（TSI製 BioTrak® の例）

項目	微粒子計数部	微生物検出部	検査方法	許容値
粒径区分[*]	○	○	粒径既知の校正用粒子を測定し誤差を確認する	±10%以内
計数効率[*]	○	—	校正用粒子を測定し参照器との比較により確認する	最小可測粒径: (50±20)% 1.5～2倍の粒径: (100±10)%
粒径分解能[*]	○	—	校正用粒子を測定したときの標準偏差を平均粒径との比で表す．	15%以下
偽計数[*]	○	—	一定時間清浄空気を測定した結果の95%UCLを㎥当たりで表す	7.1個/㎥以下
試料空気流量[*]	○	○	校正された流量計で体積流量を測定し仕様値との誤差を確認する	±5%以内
蛍光検出	—	○	粒径既知の校正用蛍光粒子を測定し受光強度の誤差を確認する	±10%以内

[*] 参照規格：ISO-21501-4, JIS B 9921

表7 バリデーション事例 IQ（azbil製 IMD™ の例）

項目	内容
納入品確認	納入品項目チェック，製品番号，シリアル番号の記載，ソフトウェアのバージョン
添付書類確認	取扱説明書，校正証明書，校正証明書の校正日，シリアル記載
装置の外観確認	本体及び構成部品の外観確認
装置の接続確認	電源：供給電源，規格電源の確認，電圧，電気容量，電源周波数の記載，情報網（LAN）
装置の設置環境確認	クリーンベンチ等
温湿度	機器動作範囲内であることを確認
流速環境（浮遊菌測定装置）	計測に支障/誤差が発生しない流速であることを確認

表 8 バリデーション事例 OQ（TSI 製 BioTrak® の例）

項目	内容
装置の起動及び停止	起動及び停止，ディスプレイの確認
メニュー画面確認	初期画面からループ表示確認
パラメータ入力	サンプリング時のパラメータ入力できるか確認 電源を OFF にして再度入力画面を確認
サンプリング完了メッセージ	サンプリング完了後規定通りの画面表示確認
エラーメッセージ	異常時をシュミレートし，画面表示を確認後，サンプリング停止して初期画面に戻る
基本計測データ確認	ブランク測定結果の確認．使用範囲内の濃度における測定結果確認
基本機能確認	変更した設定どおり稼働するか確認（測定，停止，表示，データ保存，印刷，転送）
計測データ	計測データの確認（ファイル名，年月日時刻，データ内容など）
計測データの取り出し	取り出したデータがデータベースに記録されたデータと差異がないこと
警報機能確認	設定条件で警報機能（発報，停止，表示，印刷，外部出力）が稼働するか確認
測定中断と異常終了時のデータ保存確認	通常の測定中断操作，及び供給電源遮断による異常終了時のデータ保存確認
レポート機能の確認	ISO-14644-1, EU-GMP Annex1 の清浄度クラス判定規格(微粒子) に則した測定結果レポートの設定，表示，印刷，保存，データ転送の確認
標準外部ソフトウェア接続確認	ユーザ設定機能確認，データ転送確認，転送データ内容確認，標準外部ソフトウェアからの設定変更確認，セキュリティー機能確認，レポート機能確認

表 9 バリデーション事例 分析法バリデーション（TSI 製 BioTrak® の例）

評価項目	評価方法
真度	試験チャンバーで $10^2 \sim 10^5$ 個/m³ の段階的な個数濃度で細菌芽胞を噴霧し，スリットサンプラーと同時測定し，評価器の検出微生物数と STA の CFU 値を比較する．
精度	試験チャンバーで細菌芽胞を噴霧し，複数台の評価器で繰り返し測定し，測定値の相対標準偏差を求める．
特異性	・偽陰性試験：細菌芽胞，栄養型細菌，真菌，酵母および薬剤により調整した損傷菌を試験チャンバーで噴霧し，スリットサンプラーと同時測定し，評価器の検出微生物数と STA の CFU 値を比較する． ・偽陽性試験：数種類の干渉懸念物質を試験チャンバーで噴霧して測定する．
定量下限	フィルタを介した清浄空気を長時間測定し，評価器の偽計数を確認する．
範囲	定量下限から最大可測粒子濃度までを範囲とする．最大可測粒子濃度は計数損失が 10% となる濃度を評価器の測定流量，不感時間等の仕様値より計算で求める．
直線性	真度試験と同条件でスリットサンプラーとの比較により確認する．
再現性	真度試験と同条件でスリットサンプラーとの比較により確認する．
頑健性	評価器に振動，温湿度変化，クリーニング（薬品で拭き上げ），落下（梱包状態），静電気等の負荷を与えた後に校正する．

4.6 日局 17 のバリデーション

4.6.1 機器の適格性評価

　日局 17 には微生物迅速試験法の適格性評価にあたって，それぞれの測定法で測定対象とする標準試料を用いることが記載されている．直接測定法では，標準菌株を用いることが記載されており，間接測定法では ATP，核酸，抗原，DNA といった各検出対象となる成分を用いることが記載されている．これは細胞間で検出対象の成分の内包量がばらつくため，微生物自体を微生物検出部の校正や評価に用いることがふさわしくないと判断されているためと考えられる．

4.6.2 分析法バリデーション

　日局 17 には表 10 に示す留意点が記載されている．これらの留意点は導入しようとする微生物迅速試験法が導入目的に見合っていること，管理上のメリットを出せることを，科学的妥当性をもって示すことができれば，必ずしも従来法との相関や，全ての面において従来法よりも優位性を示さなくても良いことを明確にしているものである．

表10 第十七改正日本薬局方 微生物迅速試験法 バリデーション

> 機器の適格性評価に当たっては，それぞれの測定法で測定対象とする標準試料を用いて実施する．すなわち，直接測定法においては標準菌株，間接測定法においては検出対象となる成分等とする．
> 試験方法のバリデーションに当たっては，測定対象が細菌数・細菌量測定の指標となる科学的根拠を明らかにし，従来法と比較して優位な点と共に，利用に当たって考慮すべき点についても明らかとすることが望ましい．また標準菌株を用いたバリデーションの結果は，従来法がある場合は従来法と比較し同等以上であるべきだが，測定原理が異なることより必ずしも相関関係を求める必要はない．環境中に生息する細菌の検出を目的とする場合，より合理的な結果を得るためには，試験に用いる標準菌株の生理状態を可能な限り環境中での状態に近似させることが望まれる．

5 あとがき

冒頭にも述べたが，近年，微生物迅速測定技術の向上と，それらの使用をサポートする技術書，レギュレーションが充実してきており，微生物迅速試験を導入するハードルがかなり低くなってきているといえる．製薬業界にとっても，微生物学的品質が迅速に把握できるようになれば，効果的に品質改善作業に取り組むことができ，また，製造日程をより多く確保できるようになるため，より低コストで，高品質な医薬品の製造が可能になると考えられる．このことはひいては患者様のメリットにもつながるので，本技術が業界のスタンダードになることを切に願っている．

文　献

1) Parenteral Drug Association, Inc. Evaluation, Validation and Implementation of Alternative and Rapid Microbiological technical report No.33
2) EP chapter 5.1.6. Alternative Methods for Control of Microbiological Quality. EP 8.0 2014.
3) USP<1223> Validation of Alternative Microbiological Methods. USP 36. 2013.
4) 厚生労働省．微生物迅速試験法．第十七改正日本薬局方．参考情報．平成28年3月．
5) 片山博仁他．微生物迅速法の活用－導入から活用までの取り組み－．日本PDA製薬学会．第4回微生物シンポジウム「最新の迅速微生物測定法」．2015.

［葭原 鶴二］

第5章　微生物迅速試験法の現状と今後

2　ドイツ細菌学から微生物迅速試験法の時代へ

1　はじめに

　2015年，(社団法人)北里研究所の所長を歴任された大村智博士が，抗寄生虫薬イベルメクチンの発見でノーベル生理学・医学賞を受賞された．イベルメクチンは，熱帯地方の風土病オンコセルカ症(河川盲目症)やリンパ系フィラリア症に極めて優れた効果を示し，中南米・アフリカにおいて毎年約2億人余りに投与され，これらの感染症撲滅に貢献してきたと報道されていた．北里研究所を設立した北里柴三郎博士は1876年に炭疽菌の純粋培養に成功したドイツのロベルト・コッホに師事を仰ぎ，1889年には世界で初めて破傷風菌の純粋培養に成功している．1890年に破傷風菌抗毒素を発見し，菌体を少量ずつ動物に注射しながら血清中に抗体を生み出す方法を確立し，この血清抗体でジフテリア症を治療する血清療法を開発した．同僚のエミール・アドルフ・フォン・ベーリング(Emil Adolf von Behring)と連名で「動物におけるジフテリア免疫と破傷風免疫の成立について」という論文を発表し[1]，第1回ノーベル生理学・医学賞(1901年)の候補に挙がりながら，当時の時代背景もあり，ベーリングのみが受賞した．それから114年後に北里研究所の大村智博士が受賞されたことは北里イズムの継承を感じとることができ，誠に喜ばしいことである．

　ジフテリアで成功した「血清療法」は，その後，破傷風，各種蛇毒，ボツリヌス毒素等にも適用されてきた．1904年にベーリングが設立したベーリングベルケ社(現CSL Behring社)はドイツのマールブルクにあり，会社の玄関前にはウマで抗血清を作製した記念碑がある(図1)．筆者は記念碑の近くにあるベーリングの記念館を2回訪れる機会があった．そこで，北里とベーリングが発表した論文「動物におけるジフテリア免疫と破傷風免疫の成立について」を拝見したが，わずか2ページのものであり，ノーベル賞受賞は論文の長さではないことに驚いた．

　血清療法は世界中に広がり，インドの山岳部(標高約1800m)の尾根伝いに1900年に設立されたインドで最も古いカサウリ研究所でも製造している．筆者は1990～1992年，日米印3か国の共同事業として，カサウリ研究所に代わる国立生物研究所(National Institute of Biologics)を設立するためのプロジェクトに参加した．その際，カサウリ研究所で伺ったのは，兵隊がジャングル戦で毒蛇に咬まれた際の治療薬として蛇毒血清を製造するために，気温の低い空気のきれいな場所としてあのような不便な場所が選ばれたそうである．当時はHEPAフィルターもろ過滅菌フィルターも開発されていなかったので，できるだけ空気のきれいな冷所で製造し，防腐剤を添加し無菌性を確保する時代であった．

　さて，ロベルト・コッホや北里柴三郎が活躍した1800年代後半の細菌学はどうであっただろうか．筆者の手元に，1904年に出版された「細菌学と細菌診断(BAKTERIOLOGIE und BAKTERIOLOGISCHE DIAGNOSTIK)」[2]という書籍がある．

2 ドイツ細菌学から微生物迅速試験法の時代へ

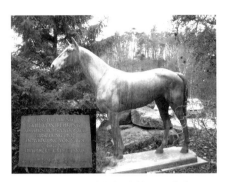

図1　ウマで抗血清を作製した記念碑
（現 CSL Behring 社玄関前）

　本書中には，現在では P3 施設で取り扱うことになっている結核菌，炭疽菌，チフス菌等の BSL3 細菌を含む実に 76 種類の細菌の培養像及び顕微鏡観察像が緻密にデッサンされている．コッホが純粋培養法を確立してから 20 年そこそこで，これほど多くの病原性細菌を分離できた当時の細菌学の進歩の速さには驚かされる．本書により，現在使用している細菌の染色法もほぼ当時確立されたものであることがわかる．当時は，パスツールやコッホ，彼らのお弟子さんをはじめとする多くの微生物ハンターが危険も顧みずに病原体の分離に精出した時代である．

　写真技術やバイオセーフティ対策の発展していない時代に，患者検体を取り扱い，コロニーや鏡検像を緻密に観察し，記録にとどめた当時の微生物学者の努力に敬意を表しながら，本書中に収められている結核菌（図2）と黄色ブドウ球菌（図3）のデッサンを示す．1世紀前の細菌学に思いを馳せながら，バイオセーフティが進歩した現在の微生物取り扱い者の幸せをかみしめたいものである．

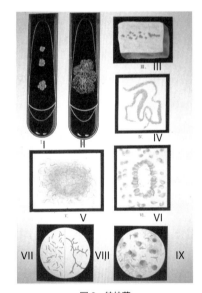

図2　結核菌
Ⅰ　グリセリンカンテン培地，穿刺培養（37℃で14日間）
Ⅱ　グリセリンカンテン培地，穿刺培養（37℃で40日間）
Ⅲ　ポテト培地（37℃で40日間）
Ⅳ　血液培地中でのコロニー（×700），コッホの印刷物を転用
Ⅴ　瘰癧切片の血液培養像，コッホの印刷物を転用
Ⅵ　桿菌が放射状に配列している巨大細胞，粟粒結核気管支の乾酪巣，コッホの印刷物を転用
Ⅶ　結核菌の純粋培養物をチール・ネルゼン染色像（×1000）
Ⅷ　結核菌の枝分かれ，Hayo Bruns の印刷物を転用
Ⅸ　喀痰のチール・ネルゼン染色像（×1000）

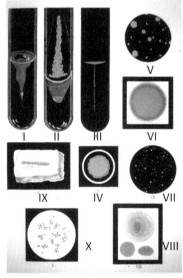

図3　黄色ブドウ球菌
Ⅰ　ゼラチン培地，穿刺培養（22℃で6日間）
Ⅱ　カンテン培地，穿刺培養（22℃で5日間）
Ⅲ　カンテン培地，穿刺培養（22℃で5日間），穿刺孔
Ⅳ　カンテン培地，穿刺培養（22℃で5日間），表面
Ⅴ　カンテン培地（自然サイズ），22℃で6日間，表面及びカンテン内コロニー
Ⅵ　カンテン培地，22℃で6日間，コロニー表面（×60）
Ⅶ　ゼラチン平板（自然サイズ），22℃で4日間，表面及びゼラチン内コロニー
Ⅷ　ゼラチン平板，22℃で4日間，表面及びゼラチン内コロニー（×60）
Ⅸ　ポテト培地，22℃で6日間
Ⅹ　カンテン培地上で，22℃で2日間培養したものの顕微鏡像（×1,500）

2 現在は？

ロベルト・コッホが1876年に炭疽菌の純粋培養に成功してから140年後になる今日も，公定法としてカンテン培地を用いての各種バイオバーデン検出法が採用されている．もちろん，先人が確立した素晴らしい方法を継承することに異論はないが，環境モニタリングや製薬用水システムのバイオバーデン計測にコッホ時代と同じようにコロニー形成法を使う時代でもないのではと感じている．

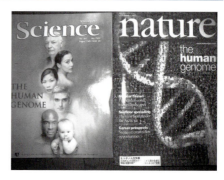

図4 全ヒトゲノム解析報告：
Science Vol.291 No. 5507, 2001
Nature 15 Feb. 2001

GMPが日本に導入されたころ(1980年代)，当時の厚生省薬務局監視指導課の平井俊樹氏(後に審査管理課長等多くの要職に就かれた)がGMPの本質を伝えるために，「GMPとは月に行けるような自転車を作ってほしいといっているわけではない．前輪がソフト，後輪がハード，両方の調和がよくとれていることが重要である」と妙をえたいい回しをされていたことを思い出す．ヒトの全ゲノムも判読され(図4)，各種疾患の遺伝子レベルでの治療も行われている時代に，培養法をベースにした無菌試験やバイオバーデン検出法は時代遅れの感がある．

以下，微生物迅速試験法の国内導入に当たっての留意点について述べてみたい．

3 無菌試験法

第1章[3]で「1%の汚染ロット製品から無作為に無菌試験用検体を20本採取した場合，20本の抜き取り検体中に汚染容器が入り込む確率は18%である．別のいい方をすると1%もの高い汚染ロットにも関わらず，80%以上の確率で無菌試験に適合するということである．抜き取り検体中に汚染容器が入らない限り，いくら努力しても無菌試験で汚染菌を検出できない」と述べた．無菌操作法で製造した1万本から構成されるロット製品の場合，1%の汚染ということは単純計算で100本が汚染しているということである．100本の汚染原因をどう考えたら良いだろうか？ GMP査察官なら最初に充填工程を疑うであろうが，そうではない．例えば，グレードA環境にすべきところがグレードB環境になっていたとする．グレードB環境の最大許容微生物数は10 CFU/m^3である．ありえないことではあるが，グレードBの環境空気(10 CFU/1,000,000 mL)が充填バイアル当たり一様に1 mL入ったと仮定する．この場合の汚染率は，10/1,000,000 = 1/100,000 = 0.001%である．同様にグレードC環境の場合，バイアル当たり一様に1 mLの空気が入った場合の汚染率は0.01%であり，1%よりはるかに小さな汚染率である．1%の汚染というのはどこかで汚染微生物が増殖しない限りありえないことである．

EMA Guideline on Real Time Release Testing (2012)[3]には，「無菌性保証を予言する無菌試験の統計学的限界についてはよく知られており，a)バッチサイズとの関係において試験に要求される検体は少数であり，またb)使用培地は潜在的に存在する全ての微生物を増殖させるには限界があることである．無菌試験は，製造工程において著しい逸脱が発生し，多数の容器に汚染が発生

した場合にのみ検出可能であろう．」とある．無菌試験で検出できるかもしれない「製造工程における著しい逸脱発生」とはどのような場合が想定できるだろうか？

　筆者が生物学的製剤の国家検定「無菌試験」に従事した約30年間に経験した無菌試験不合格事例には，以下のようなものがあった．

- 最終バルク調製時に力価調整に使用した希釈液が汚染していた．本希釈液はろ過滅菌後，約1年間使用可能であった．数本のガラス容器に分注したものの1本にたまたま汚染菌が混入し，室温保管中に当該汚染菌が増殖した．
- 最終バルク調製後，小タンクに分注し，小分け分注日まで冷蔵保管したところ，小タンクに混入した汚染菌が増殖した．
- 最終バルクタンクを高圧蒸気滅菌した後，タンクを陰圧状態にしたため，汚染菌がパッキンを通じてタンク内に侵入し，そこに無菌ろ過した製剤を入れ，冷蔵保管したところ汚染菌が増殖した．
- 冷凍保管したウイルスワクチン原液が入っている容器を解凍する際に，流しやウォーターバスを使ったところ，容器が転倒しスクリューキャップから汚染水が混入した．
- 不活化ワクチンに添加されていた防腐剤を過信し，ろ過滅菌を含む無菌操作法が適切でなかったため，当該防腐剤に対して抵抗性の汚染菌が増殖した．
- 不活化ワクチンに添加剤としてチメロサール（エチル水銀防腐剤）が添加されていたが，ロット全数が汚染していた．このメーカーは業を廃止したが，恐らく自家試験で汚染が認められながら，国家検定までには防腐剤の影響で汚染菌が消滅するであろうと考えた節がある．
- ゴム栓をタイベック製袋に入れて高圧蒸気滅菌（乾燥工程のない高圧蒸気滅菌器）した後の管理が悪く，カビが繁殖した．

　このように，無菌試験で検出される汚染とは水分活性が関与しており，汚染菌が増殖した結果といえる．汚染菌が増殖しない限り，無菌試験では"絶対に検出できない"ということである．ICH/Q9ガイドラインでは，品質リスクマネジメントの主要原則として，「品質に対するリスクの評価は，科学的知見に基づき，かつ最終的に患者保護に帰結されるべきである」としている．本原則と現行の無菌医薬品の製造管理との間にはかなりのギャップがあるように感じているのは筆者だけだろうか？　例えば，微生物増殖の可能性がない凍結乾燥製剤の場合，凍乾器内で完全打栓したバイアルをキャッピングエリアにグレードA気流下で搬送することがGMP要件になっているが，あまりにも"アホらしい要件"としか思えない．

　EMA Guideline on manufacture of the finished dosage form (2015 Draft)[4]には，「無菌医薬品のバルク製品を24時間以上保管する場合には，保管条件を含め申告すること．バルク製品の最長保管時間については，データ（例えば，工程バリデーションで最長保管時間のチャレンジスタディ，又は当該バルクの保管条件で規定された安定性を示すこと）によって適切に支持されなければならない．」とある．無菌のバルク製品を24時間以上保管する場合には，バリデーションで無菌性を確認することは当然ではあるが，いくらバリデーション結果では問題なくても，日常製造で偶発的に1個の菌でも混入すると増殖する危険性は常にあることは覚悟しなければならない．24時間以内でも製剤の微生物学的品質特性や汚染菌の性状によっては無菌試験で検出できるまで増殖することは否定できないが，経験的には「無菌試験で検出できない程度の汚染では，健康被害は起こさないであろう」ということである．

　無菌試験を「製造工程において汚染菌の増殖否定」と位置付けるなら存在意義はあるが，「製造工

程における汚染の可能性否定」と位置付けるならまったく意味をなさないものである．バリデーションが普及した現在では廃止しても良い試験法ではあるが，規制上求められるなら，「迅速試験法」に移行するのが賢明な対応ではないだろうか？　現行「無菌試験法」と同等以上の特異性と検出感度があれば「迅速試験法」を採用可能であり，導入した「迅速試験法」に不都合が生じた場合（例えば，試験装置機能に不都合が生じた場合）には，両者の無菌性保証水準（SAL: sterility assurance level）は同等であるので，原法の「無菌試験法」に戻ることもできると考えるべきである．最終滅菌医薬品にパラメトリックリリースを適用した場合，滅菌装置の機能等に不具合が生じても「無菌試験」に戻れないのは，両者の無菌性保証水準に大差があるためである．

3.1　迅速無菌試験法のバリデーション方法

第3章でメルク社のMilliflex® Rapid法と，シスメックス・ビオメリュー社のバクテラート3D Dual-T法を紹介いただいた．前者はろ過可能な検体に，後者はろ過できない検体中の汚染菌検出に素晴らしい感度と特異性を有する装置である．両装置ともに開発段階の妥当性検証には多数の菌株を用いていたが，これらの装置を使用するユーザーは，EP 2.6.27[5]に示す少数の菌株を用いて妥当性を検証するだけで十分であろう（表1）．ユーザーサイドで環境等から分離された増殖の難しい菌株を1～2株追加するのも良い．筆者は，*Bradyrhizobium japonicum* を追加推奨したい．本菌は，無菌試験不合格製品から検出された好気性菌でありながらSCD培地では増殖できなかった経験がある．

表1　バリデーション用菌株（EP 2.6.27.）

好気性菌	株
Aspergillus brasiliensis	for example, ATCC 16404, IP 1431.83, IMI 149007
Bacillus subtilis	for example, ATCC 6633, CIP 52.62, NCIMB 8054
Candida albicans	for example, ATCC 10231, IP 48.72, NCPF 3179
Pseudomonas aeruginosa	for example, ATCC 9027, NCIMB 8626, CIP 82.118
Staphylococcus aureus	for example, ATCC 6538, CIP 4.83, NCTC 10788, NCIMB 9518
Streptococcus pyogenes	for example, ATCC 19615, CIP 1042.26, NCIMB 13285
Micrococcus spp.	for example, ATCC 700405, NCTC 7567
嫌気性菌	株
Clostridium sporogenes	for example, ATCC 11437, CIP 79.3, NCTC 532 or ATCC 19404
Propionibacterium acnes	for example, ATCC 11827

4　製薬用水

EPは注射用水（WFI）の製法にこれまでの蒸留法に加え，非蒸留法として一段又は二段RO（逆浸透膜）と脱イオン及び／又はUFなどの適切な技術との組み合わせによる製法を認めることを発表した（表2）．本発表時のEP見解書[6]の中で，微生物管理手法に迅速生菌数試験と同定技術を積極的に活用することを推奨しており，迅速な微生物の計測法と同定法の使用が増加すると，結果を得るための時間短縮，並びに予防／是正措置をより迅速に実行させるための強力なツールとなりうると述べている．EPのこの姿勢には100％賛同できる．

WFI製造システムのどこで微生物をモニタリングするかは，システムの堅牢性やリスクを考慮に入れ，各社が決めることになる．ただし，GMP上はバルク水を採取するユースポイントについては定期的に微生物モニタリングを行う必要がある．熱ループで循環されているシステムの場合，ユースポイントで微生物が検出されることは通常はないが，GMP上求められているので，各ユースポイントで採取した水をラボに運び，迅速計測器で測定できる．

2 ドイツ細菌学から微生物迅速試験法の時代へ

第4章で日立製作所の生菌内 ATP を検出する ATPZERO1 法，第2章でリオン社の生菌内リボフラビンの蛍光を検出する「生物粒子計数器 (Viable Particle Counter: VPC)」を紹介いただいた．製薬用水中のバイオバーデン試験は，無菌試験のように "all or nothing" を問う試験ではないので，これらの装置を用いてバイオバーデン試験を行うことはユーザーにとっても有意義と考える．

表2 WFI (0169) 改正案 (Revised draft monograph: Water for Injections, Pharmeuropa 27.2, April 2015.)

- PRODUCTION
- Water for injections in bulk is obtained from water that complies with the regulations on water intended for human consumption laid down by the competent authority or from purified water.
- It is produced either:
  - by distillation in an apparatus of which the parts in contact with the water are of neutral glass, quartz or a suitable metal and which is fitted with an effective device to prevent the entrainment of droplets; ~~The correct maintenance of the apparatus is essential~~. the first portion of the distillate obtained when the apparatus begins to function is discarded and the distillate is collected; or
  - by reverse osmosis, which may be single-pass or double-pass, coupled with other suitable techniques such as deionization and/or ultrafiltration.
- <u>Correct operation monitoring and maintenance of the system are essential.</u>
- In order to ensure the appropriate quality of the water, validated procedures, in-process monitoring of the electrical conductivity, and regular <u>total organic carbon</u> and microbial monitoring are applied.

5 環境モニタリング

第4章でアズビル社の生菌自家蛍光物質（主に NADH 及びリボフラビン）を検出する IMD-A（バイオパーティクルカウンタ）法と，日立製作所の生菌内 ATP を検出する ATPZERO1 法を紹介いただいた．カンテン培地を用いた CFU 法との相関性並びに偽陽性／偽陰性結果が問題になるが，空中浮遊菌（とりわけ，栄養型細菌）の場合，CFU 形成能のない菌も存在するので，これら迅速法の方が高めの値になるのはある意味，当然のことかもしれない．清浄度レベルの高いグレード A／B 環境でこれら迅速法を用いる際には，その測定ポイントを十分吟味した上で，パーティクルカウンターと併用し，トレンドでみていくことが重要である．

USP<1116> では，同じグレード A 環境 (ISO 5) でも作業者介在のあるクリーンルームと作業者介在のないアイソレータや閉鎖系 RABS では汚染菌の検出率 (contamination recovery rate：CRR) が10倍違い，クリーンルームでは <1%，アイソレータや閉鎖系 RABS では <0.1% としている．CRR<0.1% ということは，1000サンプリング中の1検体にも汚染は認められないということである．1000サンプリング中の1検体に汚染があるかどうかを CFU 法でモニタリングすることは，科学的に意味があるとは思えない．サンプリング検体を培養装置に搬送する途中や培養中に起りうる汚染頻度である．筆者の関係先企業でもアイソレータ内で製品製造を行っており，エアーサンプラー法，落下菌法，表面のスワブ法，グローブのコンタクトプレート法で優に1000検体以上のモニタリングを行ってきた．これまでに落下菌プレートの2サンプルに汚染が認められたが（汚染率は0.1%程度），いずれの汚染菌もプレートの縁にコロニーを形成していた．インキュベータへの搬送中に汚染菌が混入した可能性も否定できない箇所でのコロニー形成であった．アイソレータ内では USP<1116> が示すように，汚染が認められても0.1%程度ということを実証できたので，次回年次照査で評価し，環境モニタリング頻度やモニタリング手法を見直す予定である．

迅速法は，作業者の介在しないアイソレータや閉鎖系 RABS においては，微粒子計測計との抱

き合わせで最も適用が望まれる装置といえる．ただし，装置の日常使用において，装置の稼働性能確認方法と適切な管理値(警報基準値，処置基準値)設定を装置サプライヤーからの情報を参考にしながら決めていかなければならない．

6 細菌・真菌の同定法

　日本薬局方参考情報収載「遺伝子解析による微生物の迅速同定法」は，筆者が国立感染症研究所勤務時代に約3年かけて検討した成果物である．当時，GMPでは無菌試験や培地充填試験，グレードA区域，その他重要な試験や製造工程等で汚染菌が検出された場合当該汚染菌を同定することになっていたが，標準的同定方法がなかったため，製薬会社のQC部門の担当者は困っていた．今では笑い話かもしれないが，1菌株の同定を外部試験検査機関に委託すると数十万かかっていた．当時は，ガラス板で泡立たないようにゲルを作製し，塩基配列解析を行ってもせいぜい読み取れる塩基数は300塩基程度であった．以来，遺伝子解析を利用した微生物の同定法の進歩は目覚ましいものがある．

　第1章の「日米欧薬局方における迅速微生物試験法の現状」にある"ハイスループット・シークエンシング"による微生物群種構造解析は，特定環境の細菌叢を調べるには素晴らしい方法である．第2章の「微生物の迅速同定法(16S rRNA解析法，MALDI-TOF MS法)」でわかるように，GMP上での微生物の同定はもはや細菌学者の手を離れ，装置さえあれば誰でも迅速にできる時代になっている．

7 ウイルス・マイコプラズマ否定試験への適用

　生物学的製剤，生物薬品(バイオテクノロジー応用製品や生物起源由来製品)，再生医療等製品等には，中間段階及び／又は最終製品にウイルスやマイコプラズマの否定試験が適用される．血清や生物由来原料にもサプライヤーからこれら微生物の不活化証明書が提供されない限り，使用者は何らかの方法で不活化するか存在を否定しなければならない．第2章の「ウイルス・マイコプラズマ否定試験への適用」に示されているウイルスやマイコプラズマの検出法キットの開発は，ユーザーにとっては朗報である．

　生ウイルスワクチン(麻疹，風疹，おたふくかぜ)は，ウイルス増殖に動物細胞を用いるため「マイコプラズマ否定試験」が適用されている．これまで世界からの報告では，培養細胞から検出されたマイコプラズマ種は約20種に達するが，*M. arginini, M. fermentans, M. hominis, M. hyorhinis, M. orale*, and *Acholeplasma laidlawii.* が95％以上を占めている．WHO基準では，全ての製造段階でマイコプラズマ否定試験を求めているが(表3)，単原液以降は凍結保存，小分製品段階では凍結乾燥工程があるので，

表3　生ワクチン(MMR)に対するマイコプラズマ 否定試験

	WHO[*1]	FDA[*2]	EU[*3]	日本[*4]
ウイルス増殖用細胞			○	
個体別ウイルス浮遊液	○	○	○	○
単原液	○			
原液	○			
最終バルク	○			
小分製品	○			

[*1]: WHO TRS No. 840, Annex 3, Requirements for measles, mumps and rubella vaccines and combined vaccine (live), 1984.
[*2]: 21 CFR 610.30 Test for Mycoplasma
[*3]: Guideline for Measles, Mumps and/or Rubella Component Combined Vaccine. Official Control Authority Batch Release.
[*4]: 生物学的製剤基準

ろ過前の個体別ウイルス浮遊液のみに「マイコプラズマ否定試験」を適用している日米欧の基準が科学的である．しかし，JICAプロジェクトで「麻疹・風疹混合ワクチン」を製造中のベトナムにおいては，WHO基準に合わせて個体別ウイルス浮遊液以外でも「マイコプラズマ否定試験」を実施している．「マイコプラズマ否定試験」は世界的に「培養法」を主体に実施しているが，培養法で検出できないマイコプラズマが培養細胞に汚染していることは筆者も経験している[7]．

第十七改正日本薬局方で改正された「バイオテクノロジー応用医薬品／生物起源由来医薬品の製造に用いる細胞基材に対するマイコプラズマ否定試験」にある核酸増幅法（NAT）のマイコプラズマ検出感度と特異性は欧州薬局方（EP）収載のマイコプラズマ否定試験法と同等であり，少なくとも培養法よりは優れていると思われる．これまで国内外から数多く報告されてきた培養細胞中から検出された汚染マイコプラズマの性状や生ウイルスワクチンの製造工程等から考えると，個体別ウイルス浮遊液（Single virus harvest）において汚染マイコプラズマ「ゼロ」を証明する必要もないので，生ウイルスワクチンの「製造及び試験法」に一部変更（一変）をかけて，培養法から核酸増幅法に変更するのが賢明ではないかと考える．

本書を終えるにあたり，執筆にご協力をいただきました諸先生には感謝申し上げるとともに，読者には本書でご紹介いただきました各種微生物迅速法を積極的に取り入れていただき，時間やマンパワー等の重要な資源を別途有効活用していただくことを切に願っております．

文　献

1) Behring, E.; Kitasato, S. Ueber das Zustandekommen der Diphtherie-Immunität und der Tetanus-Immunität bei thieren. *Deutsche medizinische Wochenschrift*. 1890, **16**, p.1113-1114.
2) K.B. Lehmann.; R.O. Neumann. Bakteriologische und Diagnostik. VERLAG VON J.F. LEHMANN. 1904.
3) Guideline on Real Time Release Testing (formerly Guideline on Parametric Release), (EMA/CHMP/QWP/811210/2009-Rev1), 1 October 2012.
4) Guideline on manufacture of the finished dosage form, draft (EMA/CHMP/QWP/245074/2015).
5) EP 2.6.27. Microbiological Examination of Cell-based Preparations (Draft, 2015).
6) Reverse osmosis in Ph. Eur. monograph Water for injections (0169). Pharmeuropa, Useful information, March 2015.
7) 佐々木次雄，久保田眞由美，他．医薬品製造用細胞基材に対するマイコプラズマ否定試験法の問題点．医薬品研究．2008, **39**, p.299-309.

［佐々木　次雄］

資料編

再生医療等製品の微生物管理試験 ・・・・・・・・・・・・・・・・・・・・・・・・・ 116
参考資料 ・・・ 136

資料編

再生医療等製品の微生物管理試験

　再生医療等製品は，製造後使用までの期間(shelf-life)が短いこともあり，出荷時における微生物管理試験がネックになっている．出荷時に適用される微生物管理試験には，無菌試験，マイコプラズマ否定試験，エンドトキシン試験，必要によって特定ウイルス否定試験等があるが，本稿では無菌試験法とマイコプラズマ否定試験法について，日米欧の現状を紹介する．日米欧で，再生医療等製品を表1のように定義している．本稿では，これらを細胞基材製品(cell-based products)と呼ぶことにする．また，筆者の見解を 解説 の形で示す．なお，欧州薬局方(EP)，米国薬局方(USP)，EUガイドライン，連邦規則集(CFR)，FDAガイダンス等をそのまま，または翻訳版を掲載する際には，版権等の問題が発生するため，これらのポイントのみを示すことにする．

表1　再生医療等製品（細胞基材製品）の定義

日本	再生医療等の安全性の確保等に関する法律(2013年) 第2条の9　この法律で「再生医療等製品」とは，次に掲げる物（医薬部外品及び化粧品を除く．）であって，政令で定めるものをいう． 　1　次に掲げる医療又は獣医療に使用されることが目的とされている物のうち，人又は動物の細胞に培養その他の加工を施したもの 　　イ　人又は動物の身体の構造又は機能の再建，修復又は形成 　　ロ　人又は動物の疾病の治療又は予防 　2　人又は動物の疾病の治療に使用されることが目的とされている物のうち，人又は動物の細胞に導入され，これらの体内で発現する遺伝子を含有させたもの
EU	REGULATION (EC) No 1394/2007 OF THE EUROPEAN PARLIAMENT AND OF THE COUNCIL of 13 November 2007 on advanced therapy medicinal products and amending Directive 2001/83/EC and Regulation (EC) No 726/2004 (a) 先進治療医薬品(ATMP: Advanced therapy medical product)で，人に用いられる医薬品としては以下のものを含む： 　－指令2001/83/ECのAnnex 1のパートIVに規定している遺伝子治療医薬品(gene therapy medicinal product) 　－指令2001/83/ECのAnnex 1のパートIVに規定している体細胞治療医薬品(somatic cell therapy medicinal product) 　－(b)に規定している組織工学製品(tissue engineered product) (b) 組織工学製品とは，以下の製品を指す： 　－改変させた(engineered)細胞または組織を含むか構成している製品 　　人の組織を再生，修復，または置換することを目的として，人に使用または投与される製品
FDA	ヒト細胞・組織利用製品をHCT/Ps (Human Cells, Tissues and Cellular/Tissue-based Products)と称し，公衆衛生サービス法(PHS: Public Health Service Act)第351条が適用されるヒト細胞治療薬と遺伝子治療薬，公衆衛生サービス法第361条が適用されるヒト組織がある．

> **解説**

EUでは，先進治療医薬品（ATMP : Advanced therapy medical product）に，組織工学製品（Tissue engineered products）を加えたものを細胞基材医薬品（CBMC: Cell-based medicinal products）と称している．FDAのPHS法第361条が適用されるヒト組織には，骨，軟骨，角膜，筋膜，靱帯，心膜，強膜，皮膚，腱，人工血管，心臓弁，硬膜，羊膜，生殖細胞および組織，末梢血または臍帯血幹細胞などがある．

1 無菌試験法

■1 欧米規制当局は，微生物迅速試験法を求めている

細胞基材製品は，一般に保管期間が短いため，従来の「無菌試験法」を適用することが難しい．そのため，欧米規制当局（EMA，FDA）ともに，微生物迅速試験法（RMM: Rapid microbiological methods）の必要性について言及している．

EU　ヒト細胞基材医薬品に関するガイドライン（欧州医薬品審査庁）[1]

外因性病原体：重要な点は，細胞基材医薬品（CBMP：Cell-based Medicinal Products）に外因性の微生物（ウイルス，マイコプラズマ，細菌，真菌）が存在しないことを明らかにすることである．汚染は，出発材料または原材料，もしくは製造工程中に導入される外因性のものから起こりうる．潜在型外因性病原体の再活性化の可能性を評価するために，リスク評価を行う必要がある．最終製品の段階で，細菌，真菌，およびマイコプラズマに対する徹底した否定試験を行わなければならない．これらの試験は，細胞基材医薬品に欧州薬局方（EP）に記載されている最新の方法で行うこと（*1～2）．保管期間の短いCBMPには，EPの要求事項である細菌の否定試験実施が不可能な場合，正当化されるならバリデートされた代替試験法が許容可能かもしれない．

　　　　　　　　*1　EP 5.1.6. Alternative methods for control of microbiological quality[2]（**資料1**）
　　　　　　　　*2　EP 2.6.27. Microbiological control of cell-based preparations[3]（**資料2**）

> **解説**

日本薬局方には，一般試験法と参考情報があり，一般試験法は医薬品の出荷判定試験法として遵守すべき試験であり，参考情報は出荷時試験ではなく，業務の参考にすべき情報を示している．EPの場合，EP 2.6.27.のように，"2"から始まるチャプターは，日本薬局方の一般試験法に相当し，EP 5.1.6.のように"5"から始まるチャプターは参考情報に相当する．EP 2.6.27.は2011年にEPに収載されたが，2013年に「細胞製品の微生物管理」から「細胞基材製剤の微生物管理」に名称変更と内容一新の上，パブコメを求めたところ，多くのコメントが寄せられたそうである．そのため，パブコメを反映させた修正ドラフトを再度，パブコメに呈したのが**資料2**である．現在の予定では，最終改正版をEP 9.2（2017年1月）に掲載し，2017年7月1日より効力を発揮する予定である．

FDA　産業界のためのガイダンス：細胞治療薬および遺伝子治療薬の無菌試験のための増殖ベースの迅速微生物法のバリデーション[4]

背景：ヒト体細胞治療製品および遺伝子治療製品は，安全性，純度，および力価に対して多様なチャレンジのある緊急クラス製品である．遺伝子治療製品には，患者に直接的に投与されるべ

クター（例えば，核酸，ウイルス，または遺伝学的に修飾を加えた微生物）および患者に投与する前にベクターで遺伝子を導入した細胞を含む．遺伝学的に修飾を加えた微生物（例えば，細菌や酵母），細胞治療製品，および遺伝子治療ベクターを導入した細胞にも同様に，無菌性保証への挑戦がある．本テキストの目的にあたって，これらカテゴリの細胞治療製品および遺伝子治療製品は，細胞基材製品（cell-based products）と称する．多くの細胞基材製品は，凍結保存または生存性や力価に影響を及ぼさない方法で保存ができない．また，ほとんどの細胞基材製品は，ろ過滅菌や最終滅菌法を適用できないので，無菌操作法で製造される．多くの細胞基材製品は，潜在的に短い保管期間を有する，すなわち無菌試験結果が出る前に，最終製品を患者に投与する必要があるので，迅速で有効な試験が必要である．細胞基材製品に関連したチャレンジのために，21 CFR 610.12 に示している無菌試験法より，より迅速である無菌試験法を開発し，バリデートし，実行させることが重要な必要事項である．

解説

FDA は本ガイダンスの下線部を受け，21 CFR 610.12 を改正した（**資料3**）．筆者は，薬事法第43条による生物学的製剤の国家検定「無菌試験」業務に長い間，従事してきた経験より，哲学的「無菌性」ではなく，現実的「無菌性」を重視する傾向が強い．「無菌試験」とは，規定された検体または試料の量について，規定された培地を用い，規定された方法に従って試験したとき，検体または試料に由来すると判断される微生物が検出されるかどうかを調べることである．現行の無菌試験培地には比較的広範囲にわたる各種の菌が発育するが，われわれの日常環境に存在する多くの菌が発育するわけではなく，また発育してもその増殖を肉眼的に確認できるまで増殖（菌の増殖性状にもよるが，一般に $10^5 \sim 10^6$ CFU/mL 程度）しないこともある．よく例示に出すことではあるが，汚染率1%の母集団（ロット製品群）から無作為に20容器を抜き取り，無菌試験に供しても抜き取り検体中に汚染容器が入る確率は計算上18%にすぎない．別の言い方をすると，現行GMP下で製造されている無菌医薬品には起こりにくい1%というひどい汚染にも関わらず，80%以上の確率で無菌試験に適合するということである．それゆえ，現行「無菌試験法」は，形骸化しつつあるといえる．無菌性の本質を見極めつつ，別のアプローチ（代替法の適用やリアルタイムリリース等）を積極的に導入する環境作りが必要である．現行無菌試験法の限界を，筆者の経験から2例示す．

① 生ウイルスワクチンの *Bradyrhizobium japonicum* 汚染

B. japonicum は根瘤菌として知られる好気性のグラム陰性桿菌である．本菌が国家検定に出検された20本のバイアル全てで汚染（汚染菌数は約 20 MPN/mL）が確認された．製造所では無菌試験に適合したものであったが，国家検定で液状チオグリコール酸培地の気相近くにかすかな菌らしきものが確認された．本菌は別途用いたグルコースペプトン培地中では十分増殖したが，無菌試験用培地である SCD 培地に 10^7 CFU に接種しても増殖しなかった．好気性菌が無菌試験用培地 SCD 中で増殖しなかった一例であった．

② CHO 細胞でのレプトスピラ汚染

抗体医薬品製造所で，抗体産生CHO細胞培養液に使用されるゲンタマイシン含有培養液を孔径 0.1 μm フィルター（通常のろ過滅菌フィルター孔径は 0.2 μm）でろ過滅菌していたが，*Leptospira licerasiae* 汚染が認められた．本菌は，無菌試験用培地や通常の培地では増殖できないが，CHO 細胞などから長鎖脂肪酸をエネルギー源および炭素源として摂取することによって増殖可能である．工程管理試験として行っていたバイオリアクター内液の光学顕微鏡観察下で動く物体を

発見した．会社内 QC ラボでは，微生物の確認および同定ができず，外部試験検査機関に微生物らしき物体の同定を依頼したところ，16S rRNA 法で *Leptospira licerasiae* と同定された．無菌試験用培地では増殖できない微生物が細胞培養中に汚染している可能性のある一例であった．

■2 日米欧における細胞基材製品に対する無菌試験法

再生医療等製品の薬事承認審査は，日本では PMDA，EU では欧州医薬品庁（EMA：European Medicinal Agency），米国では FDA が担当している．米国では，Biologics license application（生物製剤許可申請書）または Application（生物製剤許可申請書の製造変更申請書）に無菌試験法の詳細を記載することになっている．

日米欧薬局方に収載されている「無菌試験法」は，薬局方検討会議（PDG：Pharmacopoeial Discussion Group）で調和されたものであるが，その適用対象物は異なる（表 2）．しかし，この国際調和された「無菌試験法」を細胞基材製品に適用するには無理があるので，欧米規制当局は細胞基材製品に対して別途，無菌試験法を作成した（表 3）．

表 2 無菌試験法の適用対象物

無菌試験法	試験対象製品			
	ヒト用医薬品	動物用医薬品	生物学的製剤	医療機器
日本薬局方	○		＊	
欧州薬局方	○	○	○	
米国薬局方	○			○
21 CFR 610.12			○	

＊別に規定する場合を除き，日本薬局方一般試験法に規定する無菌試験法により試験を行う．ただし，最終バルク以前の製造段階で行う試験に供する検体については，生物学的製剤基準の無菌試験法に従う．

表 3 細胞基材製品への適用無菌試験法

日本	日本薬局方「無菌試験法」
EU	EP 2.6.27.Microbiological control of cell-based preparations[3]
米国	21 CFR Part 610, Section 610.12 Sterility[5]

解説

FDA は，2012 年に CFR §610.12（無菌試験法）の改正案（Amendments to Sterility Test, Requirements for Biological Products: Federal Register/Vol. 77, No. 86/May 3, 2012/Rules and Regulations）を出した．その背景には，細胞治療製品や遺伝子治療製品のような革新的な製品を製造する企業にとって，迅速で優れた検出能力を有する無菌試験法が有用であることと，近年，正確で信頼性が高く，人の介在も少なく短期間に結果の出る方法（ATP 生物蛍光，化学蛍光，二酸化炭素測定等利用等）を用いた新しい無菌試験が開発されているので，さらなる開発および改良促進を促すための改正であった．本改正案は一部修正の上，現行 CFR §610.12 になった（資料 3）．

医薬品医療機器総合機構（PMDA）が平成 28 年 6 月に発出した「再生医療等製品（ヒト細胞加工製品）の品質，非臨床安全性試験及び臨床試験の実施に関する技術的ガイダンス」では，"無菌試験及びマイコプラズマ否定試験については，安全性に係る試験項目であるため，原則として最終

製品を試験検体として実施することが求められている．これらの試験方法としては日本薬局方に準じた試験が望ましいが，ヒト細胞加工製品では検体量の限界，試験に要する時間の制限等から，必ずしもこれを適用できない場合が考えられる．その場合，日本薬局方に厳格に準じた試験方法を採用するのではなく，科学的に合理的な試験方法を採用することが可能である．"と述べている（**資料4**）．本ガイダンス内容は，EP 2.6.27. やCFR §610.12とは違い法的根拠には欠けるが，PMDAが発行しているので再生医療等製品の承認申請書には反映できる．

解説

　ロットを構成する医薬品と違い，ロットを構成しない細胞基材製品の場合，一定水準での無菌性保証（確認）は，そう難しいことではないと考える．**表4**に各種医薬品の無菌試験供試個数と汚染菌検出率を示す．40年前，医学雑誌 Lancet に「What do mean by "Sterility"? Sterility is a simple philosophical absolute concept. It simply envisages the complete absence of viable micro-organisms ("無菌性"の意味するのは何ぞや？　無菌性とは，単なる哲学的絶対概念であり，それは単に生きた微生物がまったく存在しないことを描いているだけである）」[6]とあった．とりわけ，無菌操作法で製されるロット構成医薬品全ての絶対的無菌性は，誰にも証明できるものではない．ロットを構成しない細胞基材製品の場合，最終的に患者保護に帰結できる一定水準での無菌性が担保できれば良いのであって，哲学的絶対"無菌"の証明は不可能である．**資料2**にあるように，培養期間中もしくは観察期間の最終日において増殖が認められない場合には，当該製品は検出限界で"培養陰性"と判断せざるをえないのである．

表4　各種医薬品の無菌試験供試個数と汚染菌検出率

	放射性医薬品*	細胞基材製品	一般的な医薬品
根拠基準	放射性医薬品基準		日本薬局方
ロットサイズ	10～500個	自家細胞の場合，ロット概念の適用は困難	数千～数万個
無菌試験供試個数	1個（全量）	同時製造した製品の一部	20個
汚染菌検出率 （汚染率1.0％として）	1.0％		18.2％

＊厚生省告示第242号（平成8年10月1日）により，日本薬局方の一般試験法の無菌試験法を準用するが，供試個数に係る部分を除くことになっており，日本ではロットサイズに関わらず1本である．

■3　欧米における細胞基材製品に対する無菌試験法要件の比較

（ア）無菌試験方法の選択

EU（EP 2.6.27.）[3]	FDA（CFR §610.12）[5]
・自動化された増殖に基づく方法 ・前培養と代替法（EP 5.1.6.）による検出の組み合わせ ・代替法（EP 5.1.6.）による直接検出 ・一般試験法 EP 2.6.1. 無菌試験法に基づく方法	・培養法 ・非培養法

解説

　EP 5.1.6.「微生物学的品質の管理のための代替法」は，種々の迅速微生物試験法を提示している

(資料1).EP 2.6.27.では，前培養と代替試験法の組合せを用いる場合には，12〜24時間培養後，適切な代替法の例示として，核酸増幅法，フローサイトメトリー，生物発光法をあげている．保管期間の短い細胞基材製品に"直接法"を適用する場合も，核酸増幅法，フローサイトメトリー，生物発光法を例示としてあげている(資料2).

第17改正日本薬局方参考情報に「微生物迅速試験法」が新規収載された．本試験法では直接測定法と間接測定法に分けて代替法を例示している(資料5).

(イ) 試験検体

EU (EP 2.6.27.)	FDA (CFR §610.12)
試験サンプルは，細胞基材製品の全構成物の代表であり，最終製品から採取しなければならない．これができない場合，サロゲート試験は，最終製品と最後に接触する液体および／または細胞に対して行ってもよい．	試験サンプルには，少なくとも以下のことを考慮すること： (1) 最終製品ロットのサイズとボリューム (2) 医薬品の製造時間 (3) 最終容器の形態とサイズ (4) 試験材料中に存在する場合には，阻害剤，中和剤，保存剤の量または濃度 (5) 培養法を用いる場合には，殺菌作用または殺真菌作用がなくなるように，当該製品が希釈された試験材料量であること (6) 非培養法を用いる場合には，生きた汚染微生物の検出を阻害または妨げないように，当該製品が希釈された試験材料であること

解説

細胞をマトリックス，デバイス，足場材料の内側および上で培養する場合，試験サンプルは，培養上清だけではなく，これらを含めた培養容器全体の代表で考えなければならない．製品により，「培養容器全体の代表」の考え方は異なるが，通常は，培養液をできるだけ多く試験用サンプルとすることでよい．最終製品段階で無菌試験を実施できない場合には，その1継代前で試験を行うことも可能である．また，実製品の代わりにダミー製品(サロゲート)を用いて試験を行ってもよい．ダミー製品を試験検体として用いる場合は，できるだけ実製品の特性を備えたものを用いて，その使用の適切性を十分バリデートしておく必要がある．ダミー製品は，細胞基材製品を製造する作業員の無菌性技術の初期および定期的評価にも有用である．

(ウ) 検体量

EU (EP 2.6.27.)	FDA (CFR §610.12)
・1容器当たりの総容量が10 mL〜1000 mLの場合は，全量の1%を試験に供する． ・1容器当たりの総容量が1 mL〜10 mLの場合は，100 µLを試験に供する． ・1容器当たりの総容量が1 mL未満の場合は，実製品での無菌試験は不可能であるので，サロゲートを用いた試験や工程管理試験等を採用する．	(C) 製造者は，無菌試験のために少なくとも下記の事項を記載した手順書を作成し，実行し，遵守すること． (2) 試験される検体の個数，容量，サイズを含むサンプリング方法．

解説

EP 2.6.27. では，1容器当たりの総容量によって接種量が異なる．

(エ) 培養温度

EU (EP 2.6.27.)	FDA (CFR §610.12)
典型的な培養温度は30～37℃であるが，保管寿命の短い細胞基材製品に対しては，35℃以上の増殖を促進する温度が，当該試験の"出荷時点で陰性"情報を得るためには，より適切かもしれない．更に，重要な環境汚染リスクがある製品に対しては，環境微生物と病原微生物の両方をカバーするために，2つの培養温度；例えば好気性菌に対しては20～25℃，嫌気性菌に対しては30～37℃が用いられる．	(C) 製造者は，無菌試験のために少なくとも下記の事項を記載した手順書を作成し，実行し，遵守すること． (i) 培養法を用いる場合，少なくとも以下のことを含むこと： ・培地の組成 ・培地の性能試験 ・培養条件（培養期間，温度）

解説

30年前，生物学的製剤の国家検定「無菌試験」に液状チオグリコレート培地を用いて31℃と37℃で行っていたことがある．その結果，37℃で検出された汚染菌が31℃で増殖しなかった例はなかったが，31℃で検出された汚染菌の中には，37℃で増殖しないか，増殖の劣る菌はいくつかあった．この事実より，環境中に存在する菌のほとんどは25～30℃では増殖するが，37℃の高温では増殖できないものも存在することがわかる．EUは病原微生物の検出を目的の1つとしており，かつ細胞基材製品の培養温度は35℃以上であるので，35℃以上で無菌試験を行うのは，一理あるかもしれない．

(オ) 結果の観察と解釈

EU (EP 2.6.27.)	FDA (CFR §610.12)
培地は，少なくとも毎日および培養期間の最終日に，微生物増殖の証拠があるかどうかを目視もしくは自動システムで調べること．培養期間中もしくは観察期間の最終日において増殖が認められない場合には，当該製品は検出限界で"培養陰性"である．バリデートされた方法で増殖が認められたら，当該製品は"培養陽性"である．	(f) 再試験方法 (1) 初回試験で微生物の存在が示されたなら，当該製品は品質管理部門による徹底した原因調査により，本微生物の存在が試験エラーまたは無菌試験を実施するために使用した欠陥ある材料によるものであることに帰結されない限り，無菌試験要求に適合しない． (2) 本セクションの(f)(1)項に示した原因調査において，初回試験が試験エラーまたは欠陥ある材料の使用によって微生物が存在したことを示した場合，無菌試験を1回繰り返すことが可能かもしれない．再試験において菌が認められなければ試験製品は無菌試験要件に適合している．もし再試験で微生物の存在が認められたなら，当該製品は無菌試験要件に適合しない． (3) 再試験を行う場合，同じ試験方法を初回および再試験に適用すること，また再試験は初回試験に用いたサンプルが抜き取られた場所や製造段階を反映できる製品で行うこと．

> 解説

　FDAは，再試験要件を詳細に述べているが，試験方法（培養法，非培養法）にもよるが，培養法を用いた場合，細胞基材製品の保管期間より，再試験を行うことは難しい．EUの考え方が適していると思われる．要は，汚染のない製品を出荷することが絶対条件ではあるが，出荷後に汚染が示唆もしくは確認された場合には，汚染菌の同定を速やかに行い，当該汚染菌の病原性を調べ，担当医に速やかに知らせて，患者の動向を見守ることが重要である．生物学的製剤の無菌性保証の歴史を見る限り，過去にはかなりの非無菌製剤が使われていたことも事実である[7]．人間は免疫機構が働くこともあり，細菌や真菌による汚染製剤の使用により，社会問題になった実例は国内ではない．細胞基材製品の場合，移植（手術）時の汚染防御のほうがより重要と考えられる．

（カ）リアルタイムリリース

EU（EP 2.6.27.）	FDA（CFR §610.12）
	生物製剤許可申請または変更申請書に提出されたデータが，投与ルート，調製方法，または当該製品の他のどの面も製品の安全性，純度，力価を保証するために無菌試験を排除もしくは必要としないことが適切に確立していることを，生物学的薬品評価研究センター（CBER）または医薬品評価研究センター（CDER）の長が決定した場合には，製造者は無菌試験法への適合は求められない．

> 解説

　FDAは，無菌試験を排除しても製品の安全性，純度，力価を保証できるデータ提出があり，それをCBERまたはCDERの長が確認できれば，無菌試験を実施しなくても製品出荷ができる記載になっている．細胞基材製品の無菌性に関しては，堅牢なシステム（アイソレータ等）で製造しており，十分な無菌性保証バリデーションデータがあるなら，規制当局もリアルタイムリリースを積極的に承認していく姿勢が必要と思われる．

2　マイコプラズマ否定試験

　マイコプラズマは，自己増殖能を有する最小の微生物であり，その大きさは細菌の約1/10である．マイコプラズマは，コレステロールを必須栄養源としており，細胞培養液に添加される動物血清中に含まれるリポタンパク質をコレステロール源としている．培養細胞にマイコプラズマが汚染すると，各種のサイトカイン誘導や細胞代謝への悪影響，さらにマイコプラズマ菌体成分が医薬品に混入すると，強い抗原性を呈する可能性があるため，医薬品製造用細胞や培養細胞を用いて製造された医薬品には，マイコプラズマ否定試験が実施されている．表5に日本においてマイコプラズマ否定試験を規定している公定書を示す．

■1　マイコプラズマの検出法

　日本薬局方参考情報「バイオテクノロジー応用医薬品／生物起源基材医薬品の製造に用いる細胞基材に対するマイコプラズマ否定試験」には，A．培養法，B．指標細胞を用いたDNA染色法，C．NAT法（PCR法）が収載されている．

A. 培養法：培養法は，生物学的製剤基準に収載されている培地および培養方法を参考にすることとしている．マイコプラズマは，種によってグルコース，アルギニン，ウレア（尿素）分解マイコプラズマに大別できる．ウレア分解マイコプラズマは，ヒトや動物の泌尿器官から高頻度に検出されるが，培養細胞から検出されることはない．マイコプラズマは，サイズが小さすぎるため，液体培地中で増殖しても（10^8 CFU/mL レベル），細菌のように培地が混濁することはない．そのため，液体培地にグルコースまたはアルギニンと pH 指示薬を添加し，マイコプラズマが存在するとその増殖によりグルコースまたはアルギニンが分解されての，pH 変化によりマイコプラズマ汚染を確認する．液体培地から平板培地への移植培養を含めると，試験終了に 4 週間かかるので細胞基材製品の出荷判定試験には適用できない．また，培養法で検出できない細胞汚染マイコプラズマも存在する[8]．

B. DNA 染色法：培養細胞において，汚染マイコプラズマは細胞表面で増殖してから培養上清に移行するものが多い．指標細胞として Vero 細胞を用い，そこに試験品である細胞（懸濁細胞，単層細胞）懸濁液を加え，培養すると汚染マイコプラズマが Vero 細胞表面に付着する．培養後，Vero 細胞を固定液で固定後，適切な蛍光染色剤で染色し，蛍光顕微鏡下で観察する．マイコプラズマ汚染があると，細胞核の周辺に小さな斑点が見える．判定にはかなりの熟練度を要する．本法も試験に約 1 週間かかるので，細胞基材製品の出荷判定試験には適用できない．

C. NAT 法（PCR 法）：日局「バイオテクノロジー応用医薬品／生物起源基材医薬品の製造に用いる細胞基材に対するマイコプラズマ否定試験」は，マスターセルバンク（MCB），ワーキングセルバンク（WCB），および医薬品製造工程中の培養細胞に適用することを目的としている．16 局までは，NAT 法は脇役的存在になっており，A 法と B 法により，試験を行い，B 法のみが陽性を示した場合に C 法（NAT）を適用できるようになっていた．17 局では，EP 同様 C 法（NAT）を A 法および B 法の代替法として使用できるように改正された．すなわち，EP の NAT 法は，*A. laidlawii*, *M. fermentans*, *M. hyorhinis*, *M. orale*, *M. pneumoniae*, *M. gallisepticum*, *M. synoviae*, *M. arginini*, *Spiroplasma citri* を用いて，A 法（培養法）の代替法としては 10 CFU/mL，B 法（DNA 染色法）に対しては 100 CFU/mL の感度を示すことを求めている．日局も 17 局で，哺乳動物由来培養細胞に対して NAT 法を A 法および B 法の代替法として適用する場合は *A. laidlawii*, *M. fermentans*, *M. hyorhinis*, *M. orale*, *M. pneumoniae*, *M. salivarium*, *M. arginini* を用い，EP 同様の検出感度を有することを求めている．また，昆虫細胞や植物由来細胞を製造に用いる場合は，上記 7 種類のマイコプラズマに加えて，昆虫や植物に由来するマイコプラズマ（*Spiroplasma citri* など），鳥類に由来する細胞や試薬を製造に用いる場合は鳥類に由来するマイコプラズマ（*Mycoplasma synoviae* など）の検出が可能であることを評価する必要があるとしている．

本法が日局に導入された当時とは違い，マイコプラズマ検出法としての NAT 技術も進歩したので，細胞基材製品には積極的な NAT 法適用が望まれる．表 6 に日局ならびに EP のマイコプラズマ試験を対比しながら示す．日局および EP 要件を示す市販キットのいくつかを表 7 に示す．

> **解説**

NAT 法は，生きたマイコプラズマが存在しなくても感度の高さから，マイコプラズマ由来 DNA が存在すると陽性に出る可能性がある．そのため，製品培養前の培地を含む容器全体について NAT を行い，陰性であることを確認した上で，実製品（または培養上清）について NAT を行う必要がある．陽性に出たら，検体を 10～100 倍希釈して再度 NAT を行い，陽性になったらマ

イコプラズマ汚染と確定できる．また，塩濃度の高い培地の場合，NAT反応（Taq polimerase反応）を阻害することがあるので，試験法の妥当性確認時には培地に陽性対照を加えて確認する必要がある．

表5 日本においてマイコプラズマ否定試験を規定している公定書

公定書	適用試験法	試験適用対象物
JIS K 3810－1 JIS K 3810－2 JIS K 3810－3	培養法 DNA蛍光染色法 PCR法	バイオテクノロジー分野／細胞，試薬類，製品等
日本薬局方	培養法 DNA蛍光染色法 NAT法	バイオテクノロジー応用医薬品および生物起源基材医薬品／マスターセルバンク，ワーキングセルバンク，医薬品製造工程中の培養細胞
生物学的製剤基準	培養法	ヒト用ワクチン
動物医薬品基準	培養法	動物用ワクチン

表6 マイコプラズマ試験法の比較

	日本薬局方[9]	欧州薬局方[10]
試験対象物	MCB，WCB，製造工程中の培養細胞．	MCB，WCB，ウイルスシード，品質管理用細胞，ウイルス浮遊液，原液または最終製品
試験に供するまでの検体の保存条件	24時間以内：2〜8℃ 24時間以後：－60℃以下	規定なし
A．培養法		
培地処方	生物学的製剤基準準用	マイコプラズマの一般用検出培地としてはHayflick培地，*M. synoviae*検出用培地としてはFrey培地，トリ以外のマイコプラズマ検出用培地としてはFris培地を推奨している．いずれの培地にもフェノールレッドが含まれている．
培地量および検体の接種量		
平板培養	プレート2枚以上を使用し，各プレートに0.2 mL以上接種．	十分な数の培地を使用し，各プレートに0.2 mLを接種．
液体培養	グルコース添加培地とアルギニン添加培地を用いる．液体培地1本当たり検体（細胞懸濁液）10 mL以上を，100 mLの液体培地に接種する．	100 mLの培地に10 mLの検体を接種．
培養条件	平板培地は5〜10%の炭酸ガスを含む窒素ガス（微好気的条件）中で35〜37℃で14日間以上培養．	平板培地は5〜10%の炭酸ガスを含む窒素ガス下で十分な湿度を保持しながら35〜38℃，14日以上培養． 液体培地は密栓の上，35〜38℃で20〜21日間培養．

液体培地から平板培地への移植	培養3,7,14日目の3回,各液体培地から2枚以上の平板培地に各0.2 mLを移植し,液体培地に対応する培養条件で14日間以上培養.	培養2〜4,6〜8,13〜15,19〜21日目の4回,液体培地から1枚以上の平板培地に0.2 mLを移植.液体培地は2〜3日間隔で観察し,培地の色調変化が認められたら平板培地に移植.
培地性能試験用菌株および接種量	*M. pneumoniae*(ATCC15531,NBRC14401または同等の種または株)および*M. orale*(ATCC23714,NBRC14477または同等の種または株)を100 CFU以下または100 CCU以下接種.	検体によって以下の株を1種類以上使用. ・*Acholeplasma laidlawii*(製造中に抗生物質を使用するヒトおよび動物用ワクチン) ・*M. gallisepticum*(製造中にトリ基材材料を使用するもの,またはトリ用ワクチン) ・*M. hyorhinis*(トリ以外の動物用ワクチン) ・*M. orale*(ヒトおよび動物用ワクチン) ・*M. pneumoniae*(ヒト用ワクチン)または*M. fermentans*のようにグルコースを発酵する適切な種 ・*M. synoviae*(製造中にトリ基材材料を使用するもの,またはトリ用ワクチン)
判定	全平板培地を対象に7日目と14日目に100倍以上の倍率の顕微鏡でマイコプラズマ集落の有無を調べる.	全ての平板を培養終了日に,顕微鏡下で典型的なマイコプラズマ集落の有無を調べる.もし疑わしい集落が観察された場合には,それらがマイコプラズマであるかどうかを適切なバリデートされた方法で確認する.
B. DNA染色法		
指標細胞	Vero細胞またはVero細胞と同等以上のマイコプラズマ検出感度があれば他の細胞も使用可能.	Vero細胞またはVero細胞と同等のマイコプラズマ検出感度があればワクチン製造用細胞なども使用可能.抗生物質無添加培地で培養.
陽性指標菌	*M. hyorhinis*(ATCC29052,ATCC17981,NBRC14858または同等の種または株)および*M. orale*(ATCC23714,NBRC14477または同等の種または株)を100 CFUまたは100 CCU以下接種.	*M. hyorhinis* ATCC29052および*M. orale* ATCC23714を100 CFU以下接種.
検体接種量	カバーグラスを沈めた培養ディッシュ(直径35 mm)または同等の容器に指標細胞(1×10^4 cells/mLに調製したVero細胞)を接種し,1日増殖させる. この培養ディッシュ2枚以上に試験検体(細胞培養上清)1 mL以上を接種.	培養3日目に飽和状態に達するであろう濃度(例えば,2×10^4〜2×10^5 cells/mL,4×10^3〜2.5×10^4 cells/cm^2)の細胞に検体を1 mL接種し,35〜38℃で3〜5日間培養.

培養条件	5％炭酸ガスを含む空気中，35～38℃で3～6日間培養．	35～38°で3～5日間培養，培養3日目に細胞数が飽和状態に達したら，培養3～5日後に50％の細胞数になるように低い細胞濃度で継代する．
固定条件	メタノール／酢酸(3：1)を2mL加え，5分間放置．	メタノール／酢酸(3：1)を適量加える．固定液を除去後，1時間以上，完全に乾燥させる．
DNA染色液	Bisbenzimideまたは同等の染色剤を使用．	適切なDNA染色剤(例えば，Bisbenzimide)で10分間染色．
検鏡倍率	400～600倍またはそれ以上	400倍以上
判定	細胞核を囲むように微小な核外蛍光斑点を持つ細胞が1000個のうち5個(0.5％)以上あれば陽性と判定．	陰性および陽性対照と比較しながら多数の視野を観察．
指標細胞の継代数	凍結保存しているものを解凍し，6継代以内のものを使用．	
C．NAT (PCR)		
プライマー	例示なし	例示なし
局方の位置づけ		EPの医薬品各条(モノグラフ)にマイコプラズマ否定試験が規定されている場合には，適切なバリデーションの後に，培養法およびDNA染色法の代替法としてNAT法を適用可能．
NAT法の適用		1) NATの直接適用：細胞毒性を有する材料や迅速性を必要とする場合には，NATを直接適用． 2) 細胞培養物に対するNAT：DNA染色法で用いられた細胞やその他の細胞培養物に対しては，一定期間培養後，細胞および上清からDNAを抽出し，NATを適用．
バリデーション用菌株	A. laidlawii M. arginini M. fermentans M. hyorhinis M. orale M. pneumoniae M. salivarium M. synoviae(昆虫細胞や植物由来細胞を製造に用いる場合) Spiroplasma citri(鳥類に由来する細胞や試薬を製造に用いる場合)	A. laidlawii M. fermentans M. hyorhinis M. orale M. pneumoniaeまたはM. gallisepticum M. synoviae(製造中にトリ材料もしくはトリ材料に曝露された材料を用いる場合) M.arginini Spiroplasma citri(製造中に昆虫あるいは植物材料に曝露された材料を用いる場合)

バリデーション	上記マイコプラズマ参照品の各菌種について，最低3つの異なる10倍希釈列を作製し，統計解析を可能とするため各希釈列について合計24となるように十分な繰り返し数を試験する必要がある．	NATの検出感度のバリデーションを実施する場合は，最低3つの異なる希釈列を作製し，統計解析を可能とするため各希釈列について合計24となるように十分な繰り返し数を試験する．
A法およびB法の代替法として用いる場合	培養法に対しては10 CFU/mL，DNA染色法に対しては100 CFU/mLの検出感度．	培養法に対しては10 CFU/mL，DNA染色法に対しては100 CFU/mLの検出感度．

表7　NAT法をベースとした製品例[11]

製品名	メーカー名	原理	検出までの時間	EP収載のマイコプラズマ[*1]による検出限界 < 10 CFU/mL	EP収載の細菌[*2]との特異性
MycoTOOL® PCR Mycoplasma Detection Kit	ロシュ・ダイアグノスティックス	Toch-down PCR	6時間以内	検証済み	検証済み
MycoSEQ™ Mycoplasma Detection System	ライフテクノロジーズ	リアルタイムPCR	4時間以内	検証済み	検証済み
MilliPROBE® Real-Time Detection System for Mycoplasma	メルク	TMA	4時間以内	検証済み	検証済み
CytoCheck® Test Kit for the Identification of Mycoplasma Species	グライナー・バイオワン	PCR	約4時間	検証済み	検証済み

[*1] *A. laidlawii*, *M. fermentans*, *M. hyorhinis*, *M. orale*, *M. pneumoniae*, *M. gallisepticum*, *M. synoviae*, *Mycoplasma arginini*, *Spiroplasma citri*
[*2] *Clostridium*, *Lactobacillus* および *Streptococcus* 属

表8　第16改正日本薬局方参考情報収載マイコプラズマ否定試験C法の感度[8]

Mycoplasma	PCR primer	Mycoplasmas (cells) *					
		10^5	10^4	10^3	10^2	10^1	1
M. arginini	Kuppeveld	+	+	+	−	−	−
	JP/1st	+	+	−	−	−	−
	JP/2nd	+	+	+	+	+	−
M. hominis	Kuppeveld	+	+	−	−	−	−
	JP/1st	+	+	−	−	−	−
	JP/2nd	+	+	+	−	−	−

M. orale	Kuppeveld	+	+	+	−	−	−
	JP/1st	+	+	−	−	−	−
	JP/2nd	+	+	+	−	−	−
A. laidlawii	Kuppeveld	+	+	+	−	−	−
	JP/1st	−	−	−	−	−	−
	JP/2nd	−	−	−	−	−	−
M. hyorhinis	Kuppeveld	+	+	+	−	−	−
	JP/1st	+	−	−	−	−	−
	JP/2nd	+	+	+	+	−	−
M. pirum	Kuppeveld	+	+	+	+	−	−
	JP/1st	+	−	+	−	−	−
	JP/2nd	+	+	+	+	+	−
M. fermentans	Kuppeveld	+	+	+	−	−	−
	JP/1st	+	+	+	−	−	−
	JP/2nd	+	+	+	+	−	−
M. pneumoniae	Kuppeveld	+	+	+	−	−	−
	JP/1st	−	−	−	−	−	−
	JP/2nd	+	+	+	−	−	−

＊各マイコプラズマからDNAを抽出精製し，マイコプラズマ1細胞を1000 kbゲノムサイズと仮定し，それに相当するマイコプラズマ細胞数へのPCR反応を調べた．PCR primerは，Van Kuppeveld等[14]が発表した1段階PCRと第16改正日本薬局方参考情報「バイオテクノロジー応用医薬品／生物起源由来医薬品の製造に用いる細胞基材に対するマイコプラズマ否定試験」収載2段階PCRの1段目と2段目の反応を示す．

解説

　EPのマイコプラズマ試験法は，2.6.7. MYCOPLASMASと頭番号が"2"から始まっているので日局の一般試験法に相当する．そのため，EPの医薬品各条（モノグラフ）にマイコプラズマ否定試験が規定されている場合には，適切なバリデーションの後に，培養法およびDNA染色法の代替法としてNAT法を適用可能としている．細胞基材製品，抗体医薬品，生ウイルスワクチン（麻疹，風疹，おたふくかぜ，黄熱，ロタウイルス等）等の製造に使用される細胞（MCB：マスターセルバンク）やシードウイルスには，拡大培養工程があるのでマイコプラズマ否定試験はNAT法のみならず，培養法やDNA染色法等を適用し，徹底的にマイコプラズマ汚染を否定しなければならない．一方，培養工程のない出荷前細胞基材製品や生ウイルスワクチンにおける個体別ウイルス浮遊液などには，NAT法のみの適用で十分と考える．

　「再生医療等製品（ヒト細胞加工製品）の品質，非臨床安全性試験及び臨床試験の実施に関する技術的ガイダンス」の"2.4.3. マイコプラズマ否定試験"には，「C法において確認すべきマイコプラズマ種については，参考情報を参考にし，7種類のマイコプラズマ種が10 CFU/mLの検出感度で検出可能であることを示すことに留意が必要である．第16改正日本薬局方参考情報に記載されているプライマーを用いている場合は，当該プライマーではA. laidlawiiが検出できないことおよびM. pneumoniaeの検出感度が不十分であるとの報告がなされているため，これら2種のマイコプラズマ種に対する試験が別に必要になる可能性があることに留意が必要である．」とある．第16改正日本薬局方参考情報に記載されているプライマーは，筆者の経験でもA. laidlawiiが検出できないことおよびM. pneumoniaeの検出感度が不十分であることを確認しており，M. hominis, M. orale, M. hyorhinis, M. fermentans等でも10細胞に相当するDNA量では検出不能であった（表8）．

3 結論として

細胞基材製品（再生医療等製品）の出荷時における微生物管理試験法（無菌試験法，マイコプラズマ否定試験法）について，日米欧薬局方を中心に，規制要件を比較した．

- 欧米規制当局（EMA，FDA）のように，細胞基材製品に対する「無菌試験法」が別途作成されていると対応も楽であるが，日本には存在しないので，製造承認申請書に適切な迅速無菌試験法を記載するしかない．
- EP 2.6.7. MYCOPLASMAS 中の NAT 法は，医薬品各条にマイコプラズマ否定試験が求められる場合には，バリデーションを行うことにより，出荷試験として使用できる．細胞基材製品の出荷試験には，EP と同様の検出感度を有する日本薬局方参考情報収載「バイオテクノロジー応用医薬品／生物起源基材医薬品の製造に用いる細胞基材に対するマイコプラズマ否定試験」に適合する NAT 法を積極的に適用すべきである．
- セルバンクシステムの樹立が可能な細胞系と自家細胞系治療では，無菌性の概念がまったく異なる．セルバンクシステム樹立可能な細胞系の場合は，ろ過工程がないことを除けば，無菌医薬品と同等の無菌操作法の適用が可能である．自家細胞系の場合は，内在性微生物の除去が難しい場合もあるが，可能な限り無菌製品として，患者に提供する必要がある．ISO18362（2016 年）：Manufacture of cell-based health care products – Control of microbial risks during processing（細胞起源ヘルスケア製品の製造：製造中における微生物リスク管理）には，出発材料のリスク評価適用のための系統樹（図1）が示されているので参考になる．
- 「医薬品医療機器等法」による細胞培養加工施設は医薬品医療機器総合機構の GMP 調査を受け，厚生労働大臣の許可が必要である．CFR §610.12 にあるように，日本も細胞基材製品の無菌性に関しては，堅牢なシステム（アイソレータ等）で製造しており，十分な無菌性保証バリデーションデータがあるなら，リアルタイムリリースを積極的に承認していく姿勢が必要と思われる．

再生医療等製品の微生物管理試験

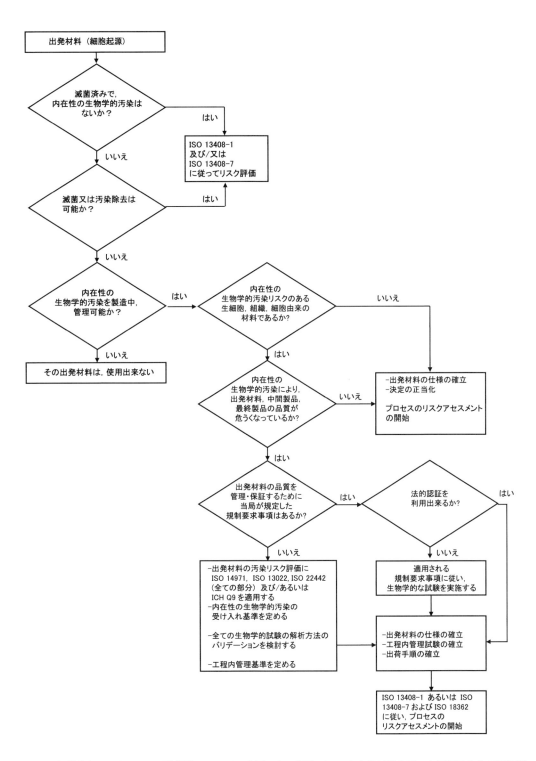

図1 無菌的処理，あるいは，滅菌済みのラベル表示のない細胞ベースの出発材料のリスク評価のための系統樹
ISO 18362（2016年）：Manufacture of cell-based health care products-control of microbial risks during processing.

ISO 18362 の解説

本 ISO 規格は，当初，ISO 13408-8 として作成を始めたが，化学合成医薬品とは違い，原料となる細胞内に存在するかもしれないウイルス等までは否定できないということで，別番号の ISO 規格になった．細胞起源のヘルスケア製品（CBHP：cell-based health care products）は，必須要素として，原核細胞，真核細胞，または細胞由来の生物学的物質を含む．CBHP の製造に使用する細胞起源または細胞由来の出発材料は，生存能力があるものまたは生存能力のないもので，ヒト，動物，微生物，または植物由来の生きている，あるいは死んだものである．CBHP の共通の特徴は，効能は生物学的特性をベースとしているということである．CBHP は，これらの製品の供給を規制する国際規制，国内規制，および／または地域の規制により，医薬品，医療機器，生物製剤，またはこれらを組み合わせた製品として分類されている．

製品の品質および安全性を保証するために，例えばウイルスおよび原虫のような感染性因子に対する管理は，多角的なアプローチが必要である．既存の国際規格では，最終滅菌または無菌操作法によるこれらの CBHP の感染性因子に対しては，特に考慮されていなかった．

本国際規格は，再生医療等製品の製造における内在性および外来性微生物汚染に対する対応において参考にできるものもあるので，ポイントを以下に示す．CBHP の特定リスクの例を表9に示す．

表9 CBHP の特定リスクの例

製品	例	特定汚染リスクの例
さまざまな細胞種類／体細胞治療	軟骨細胞，角化細胞	化学的汚染，エンドトキシン，発熱物質，プリオン，ウイルス（例：パルボウイルス B19，HIV，エプスタイン・バーウイルス）
	骨膜細胞，骨細胞，線維芽細胞，メラニン内皮細胞，筋肉細胞，肝細胞	細胞内の微生物（マイコプラズマ，クラミジア等），酵母，カビ，バクテリア，病原性微生物
	幹細胞，他家細胞，インスリン細胞等	汚染した有核細胞，汚染した遺伝物質
生ワクチン（ウイルスあるいは原核細胞）	子供の予防接種ワクチン，風疹，麻疹	ウイルス，レトロウイルス，ウイルスあるいは細胞の崩壊部分，ウイルスのがん遺伝子，マイコプラズマ，ナノバクテリア，アメーバ
モノクローナル／ポリクローナル抗体や γ グロブリン製剤	乳がん，乾癬，クローン病，多発性硬化症	プリオン，ウイルス；病原性微生物，ナノ細菌
組織／臓器由来の製品	心臓弁，角膜，骨移植片，足場，軟骨，皮膚等	細胞内の微生物，ウイルス，酵母，カビ，バクテリア，病原性微生物，エンドトキシン，外毒素
コンビネーション製品	創傷被覆材，組織シーラント（被覆材）	細胞内の微生物，ウイルス，酵母，カビ，バクテリア，病原性微生物，エンドトキシン

一般要件

1) 完成品の仕様により,CBHP の処理は,以下に掲げる事項に対応するために,効果的に組み合わせて,管理する必要のある多くの操作を含む.
   a) 出発材料内の内在性の生物学的汚染の可能性を最小限にする
   b) 工程内で内在性の生物学的汚染の増殖を制限する
   c) 製品の外来性の生物学的汚染を回避する
   d) 規定の生物学的特性を持った最終製品を確保する

2) 製品の性質および出発材料の供給源は,施設および機器に関する追加または代替の注意事項を必要とする場合がある.代替プロセスは,ISO 13408-1 によって要求される条件下での処理に適していない出発材料,中間物,および最終製品にとって受容可能となる場合がある.これらの代替プロセスは,以下に掲げる事項を考慮し,正当化し,妥当性の確認を行い,文書化しなければならない.
   a) 潜在的に汚染の可能性のある材料の検疫
   b) 機器,材料,および作業員のためのエアロックの使用
   c) 容器および包装の適切性
   d) 作業員用身体保護具の必要性
   e) 有害となる可能性のある廃棄物および有害廃棄物の特別の処理および管理の必要性
   f) 専門的な衛生対策の必要性
   g) 適用可能な場合,負圧室を含む,封じ込めの必要性
   h) 処理段階および汚染リスクのレベルに基づいた環境管理のレベル(例えば,細胞処理区域)
   i) 単回使用/使い捨てのコンポーネントの使用の必要性
   j) 出し入れ・保管を含む,汚染の可能性のある文書の管理の必要性

製造環境の設計:封じ込め建築構造の特徴

CBHP 製造(調製)施設は,リスクマネジメントに基づいて設計しなければならない.CBHP の調製は,一般に無菌医薬品の製造同様,直接支援区域(作業時で ISO 7)内に設置した安全キャビネット内,もしくは間接支援区域(作業時で ISO 8)内に設置されたアイソレータやクローズドシステム内で行われる.再生医療等製品の製造においても同様の考え方がとられるが,ISO 18362 の付属書に組み込まれているこれら施設のレイアウト,清浄度管理区分,空気の給排気,材料および従業員の流れについて,一部改変の上,図 2-1 ~ 2-4 に示す.材料および従業員の流れは,交叉汚染の防止と封じ込めの実施が適切に行われるよう,規定しなければならない.

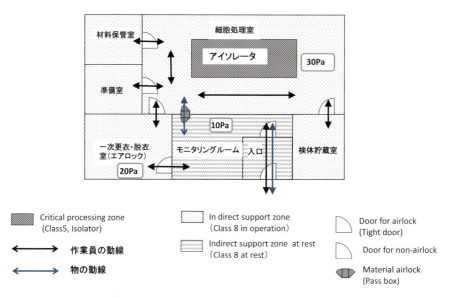

図 2-1　アイソレータ使用時の施設のレイアウト，清浄度管理区分，材料および作業員の動線

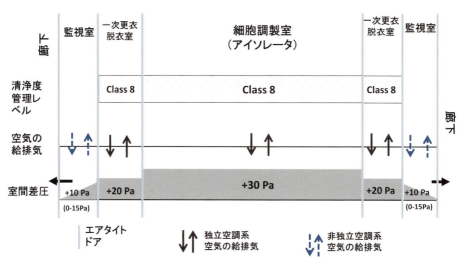

図 2-2　アイソレータ使用時の施設の室間差圧

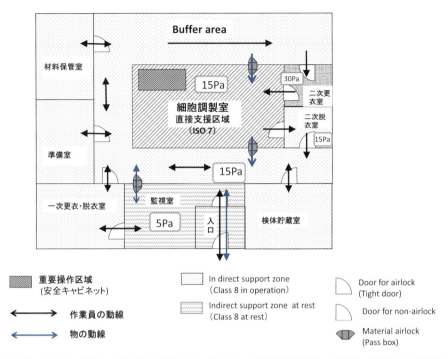

図 2-3 安全キャビネット使用時の施設のレイアウト，清浄度管理区分，材料および作業員の動線

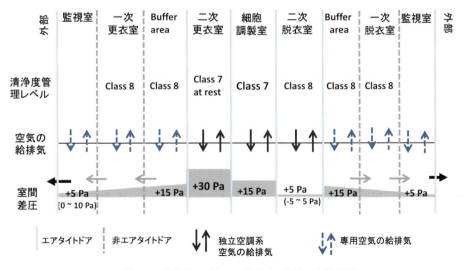

図 2-4 安全キャビネット使用時の施設の室間差圧

参 考 資 料

資料1　EP 5.1.6. 微生物学的品質の管理のための代替法[2,12]

分類と名称	検出対象	原理・特徴
Ⅰ．増殖ベース法		
インピーダンス法	増殖能	細菌が増殖の際に培地成分を利用し産生する代謝産物の増加により生じる電気抵抗や電気伝導度の変化を検出する．
ガス測定法	増殖能	細菌の増殖にともなう二酸化炭素の産生や酸素の消費等のガス量の変化を検出する．
生物発光法	ATP	微生物細胞内のATPを酵素反応による発光現象をもとに検出する．
マイクロカロリメトリー法	増殖能	細菌が産生する微弱な熱を測定する．
比濁法	増殖能	細菌増殖により培地の混濁を測定する．
ファージアッセイ法	ファージ感染	検出対象とする細菌に特異的なファージを感染させ，溶菌により生じたプラークや菌体成分を検出する．
Ⅱ．直説法		
固相サイトメトリー法	菌体	フィルターでろ過後，フィルター上の菌体を蛍光染色剤または特異的抗体に標識した蛍光剤で検出する．
フローサイトメトリー法	菌体	蛍光染色した細菌を浮遊状態にし，高速でフローセル内を流しながらシグナルを検出する．迅速な解析が可能．
蛍光染色フィルター法（DEFT）	菌体	細菌をフィルター上に捕集し，蛍光染色後，蛍光顕微鏡下で検出・計数する．
Ⅲ．細胞成分分析法		
【表現型】		
免疫学的方法	抗原	細菌がもつ抗原に特異的な抗体を反応させ，発色反応や蛍光シグナルをもとに検出する．
脂肪酸分析法	脂肪酸	細菌の種類によって脂肪酸組成が異なることを利用し，同定する．
フーリエ変換赤外分光法	菌体成分	菌体に赤外線を照射し，その赤外吸収スペクトルパターンから同定する．
質量分析法	菌体成分	抽出した菌体成分の組成を質量分析法により分析し，その組成から同定する．
生化学試験法	代謝産物	糖代謝や生化学反応パターンを指標として同定する．
【遺伝学的方法】		
核酸増幅法（NAT）	核酸	対象とする細菌のDNAやRNAをPCR法，RT-PCR法等で増幅し，電気泳動装置等で検出する．定量的PCRを用いれば定量も可能である．
フィンガープリント法	DNA	細菌から抽出したDNAを制限酵素で切断し，そのパターンをもとに同定する．

資料2　EP 2.6.27. 細胞基材製品の微生物管理

1. はじめに

本チャプターで概説する細胞基材製品(cell-based preparations)の微生物管理手法は，とりわけこれらの保管寿命(shelf-life)により，これら製品に関連する特性および限界を考慮に入れることである．これら製品は，試験に有効な量の確保やサンプリング関連問題同様，患者に投与する前に必ずしも通常の微生物管理試験を終了できないことである．EP 2.6.1.Sterility(無菌試験法)を技術的理由や細胞基材製品の特性によって適用できない場合に，本チャプターに示す手法が適用可能かもしれない．

1-1. 保管寿命

細胞基材製品の保管寿命は，当該細胞の特性と保管状況による．冷凍保存できない細胞基材製品に対する保管寿命は，一般に3～4日を超えず，場合によっては数時間(a few hours)未満のものもある．このような場合においては，投与前に，最終製品の微生物学的状態を一般試験法2.6.1.Sterilityに従って判断することはできない．

1-2. サンプル構成

汚染微生物は，細胞の表面または内部，もしくは他のマトリックスに存在するかもしれない．そのため，培養物や輸送培地の上清のみを試験に供すると，このような汚染を見逃してしまうかもしれない．別に規定する場合を除き，試験サンプルは細胞基材製品の全構成物の代表でなければならない．

1-3. サンプルサイズ

単一ドナーまたは製造関連能力の制約により，製造工程終了時において，試験に有効な検体量は制限されるかもしれない．微生物汚染を見落とすかもしれないサンプリングエラーを防ぐために，サンプリングサイズは選択した試験方法の感度と特異性を保証するのに十分でなければならない．

1-4. 方法の選択理由

選択方法は，最終製品および製造工程の特性に依存するに違いない．使用目的に対する安全性を最大にするために，方法の選択または方法の組み合わせは，細胞基材製品の特性のリスク分析および使用目的によって支持されなければならない．これらの方法に用いられる培地や培養期間は，特別な微生物(例えば，好冷細菌，好熱細菌，または培養困難な細菌や真菌)の増殖を可能とするよう，製造工程中の特性や状態を考慮に入れて選択しなければならない．微生物管理には，下記の手法が適用されるかもしれない：
  －自動化された増殖に基づく方法
  －前培養と代替法(5.1.6)による検出の組み合わせ
  －代替法(5.1.6)による直接検出
  －一般試験法2.6.1 無菌試験法に基づく方法

2. 一般概念

2-1. 一般注意

　試験は，感染の可能性のある材料に対して，最新の規制に従って無菌条件下で行われる．汚染を避けるためにとられる注意は，当該試験で検出されるかもしれないいかなる微生物にも影響をおよぼさないようなものであること．試験は，作業エリアの適切なサンプリングによって，また適切な管理を行うことによって，規則正しくモニターされる作業条件下で行うこと．サンプル中に，試験結果に影響を及ぼすかもしれない阻害物質が存在する可能性を考慮に入れること．

2-2. 取扱い制限

2-2-1. 保管寿命

　"現時点での陰性(Negative-to-date)"は，まだ完了していない試験法(チャプター2.6.1 または自動化された増殖ベースによる方法)の中間観察と理解される．限られた保管寿命を有する細胞基材製品の場合，"現時点での陰性"結果が，出荷に使用されるに違いない．追加的な工程管理結果は，細胞基材製品の特性および使用目的のリスク分析に基づいて，出荷時に有用かもしれない．

2-2-2. サンプリング

　試験サンプルは，細胞基材製品の全構成物の代表であり，最終製品から採取しなければならない．これができない場合，サロゲート試験は，最終製品と最後に接触する液体および／または細胞に対して行ってもよい．

3. 細胞基材製品の微生物管理方法

3-1. 一般概念

　細胞基材製品の組成は，物理的理由(例えば，試験サンプルを加えた後，メンブランを細胞がふさいだり，培地を混濁させたり)により，当該試験を邪魔するであろう．培養培地に混濁が認められた場合，培養期間終了後に固形培地に植え継ぎが必要かもしれない．この植え継ぎ，または他の適切な分析方法は，濁った培地中に微生物の増殖があったかどうかの最終確認になる．

3-2. 自動化された増殖ベース法

3-2-1. 培地性能試験

　本セッションは，微生物試験に用いられる培養培地の適切性を確認するための条件を概説する．真菌および好気性菌・嫌気性菌の検出を目的とした少なくとも適切な2種類の培地を用いること．無菌培地の各バッチは，増殖促進能が試験されること．培地の増殖促進能は，表2.6.27.-1に挙げた個々の株の生菌100個未満を各培地容器2本に接種し，試験で規定された培養温度(表2.6.27.-3)で微生物増殖の検出のため，最大7日間培養する．この培養期間内に全ての接種培地容器において明らかな増殖証拠が得られたら本試験培地は適合している．

表 2.6.27.-1　培地の性能試験に用いられる微生物

好気性培地	
Staphylococcus aureus	例えば，ATCC6538，CIP4.83，NCTC10788，NCIMB9518
Bacillus subtilis	例えば，ATCC6633，CIP52.62，NCIMB8054
Pseudomonas aeruginosa	例えば，ATCC9027，NCIMB8626，CIP82.118
Candida albicans	例えば，ATCC10231，IP48.72，NCPF3179
Aspergillus brasiliensis	例えば，ATCC16404，IP1431.83，IMI149007
嫌気性培地	
Clostridium sporogenes	例えば，ATCC11437，CIP79.3，NCTC532 or ATCC19404
Bacteroides fragilis	例えば，ATCC25285，CIP 77.16，NCTC 9343

3-2-2．試験法の適合性

細胞基材製品のタイプ，製造方法，試験に供するサンプル量，または試験システムのタイプに関わらず，試験方法は特定のサンプル構成物存在下で確認すること．別に規定する場合を除き，当該試験システムは，特異性(擬似陽性結果の否定)，感度および再現性についてバリデートすること．試験法の適合性確認では，とりわけ感度を求めるために，試験は表2.6.27.-2に掲げた微生物を用いて行うこと．感度は，100 CFU以下を検出できる能力を意味している．選択した微生物の100 CFU以下を試験製品の存在下で接種することを少なくとも3回繰り返す．微生物懸濁液中の生菌数は，適切なサンプルをカンテン培地に塗抹培養することによって計測する．当該試験内で，各株に対して1〜100個の微生物が検出されたら，当該方法は目的のサンプル構成物に対して有効である．時が経つにつれて試験の感度変化を示すかもしれない検出されたCFU数の傾向を監視することは，良い実践と考えられる．

表 2.6.27.-2．試験法のバリデーションに用いる微生物

好気性培地	
Aspergillus brasiliensis	例えば，ATCC16404，IP1431.83，IMI149007
Bacillus subtilis	例えば，ATCC6633，CIP52.62，NCIMB8054
Candida albicans	例えば，ATCC10231，IP48.72，NCPF3179
Pseudomonas aeruginosa	例えば，ATC9027，NCIMB8626，CIP82.118
Staphylococcus aureus	例えば，ATCC6538，CIP4.83，NCTC10788，NCIMB9518
Streptococcus pyogenes	例えば，ATCC19615，CIP 1042.26，NCIMB13285
Micrococcus spp.	例えば，ATCC700405 or NCTC7567
嫌気性培地	
Clostridium sporogenes	例えば，ATCC11437，CIP79.3，NCTC532 or ATCC19404
Propionibacterium acnes	例えば，ATCC11827

細胞の起源や特定タイプの細胞基材製品に関連して以前検出されたことのある微生物を，表2.6.27.-2に示す微生物に加える必要があるかもしれない．場合によっては，細胞基材製品そのものが汚染微生物を不活化することがある．手法のバリデーションに用いられる追加微生物株の適合性を確認するために適切な手法を講じなければならない．

3-2-3. 製品の試験

サンプル：細胞基材製品の特性をもった代表サンプルを試験に供する．そのサンプルは，採取後，可能な限り速やかに培養培地に加えること．サンプルを保存する必要がある場合には，可能性のある微生物汚染物に対する保存の影響を，例えば，ある種の細胞基材製品中に存在する細胞による微生物の貪食レベルをモニターすることによって評価すること．

1容器中の総容量(V)が1 mL～1 Lの場合の細胞基材製品に対しては，下記の表が接種量を示す．

細胞基材製剤の総容量 (mL)	接種総量
10 ≤ V < 1000	総容量の1%
1 ≤ V < 10	100 μL
V < 1	Not applicable

他の容量や複数の容器に入った製品に対しては，別の手法を採用し，それを正当化しなければならない(2-2-2項参照)．1 mL未満の製品容量に対しては，サンプリングができないのでサロゲート試験，工程管理試験，または他の適切な試験を採用し，それを正当化すること．

分析：サンプルは採取後，できるだけ速やかに培地容器に接種し，広範囲の微生物が検出可能な温度で培養する．典型的な培養温度は30～37℃であるが，保管寿命の短い細胞基材製品に対しては，35℃以上の増殖を促進する温度が，当該試験の"出荷時点で陰性"情報を得るためには，より適切かもしれない．さらに，重要な環境汚染リスクがある製品に対しては，環境微生物と病原微生物の両方をカバーするために，2つの培養温度；例えば好気性菌に対しては20～25℃，嫌気性菌に対しては30～37℃が用いられる．

表2.6.27.-3は，培養温度の選択に関して可能な別の手法を示している．培養温度と培養時間は，特別の細胞基材製品に対する適合性試験結果に基づく．

表2.6.27.-3.　単独で使用される自動培養システムまたは手動試験との組み合わせでセットされる可能な培養温度

	好気的培養	嫌気的培養
オプション1	20-25℃（自動化システム） 必要なら30-35℃（自動化システム）	30-35℃（自動化システム）
オプション2	35-37℃（自動化システム） 可能なら，低い温度で追加培養（手動法）*	35-37℃（自動化システム）
オプション3	30-32℃（自動化システム）	30-32℃（自動化システム）
オプション4	30-32℃（自動化システム）	35-37℃（自動化システム）

* 可能なら20～30℃の温度で追加培養すること．培養は，市販的に有用な微生物培地，自動化システム向けの好気性容器またはトリプチケースソイブロースのいずれかを用いて行われる．

3-2-4. 結果の観察と解釈

培地は，少なくとも毎日および培養期間の最終日に，微生物増殖の証拠があるかどうかを目視もしくは自動システムで調べること．培養期間中もしくは観察期間の最終日において増

殖が認められない場合には，当該製品は検出限界で"培養陰性"である．バリデートされた方法で増殖が認められたら，当該製品は"培養陽性"である．

製品を接種した容器を自動培養システムに設置する前に12時間以上保管する場合には，擬似陰性をチェックするために，個々の培養容器から植え継ぎを行うことが必要である．微生物の増殖が速く，条件が最適なら，保管中に微生物は既に増殖を始めているに違いない．その結果，試験時に関連パラメータが著しい増加を示さず，汚染微生物が当該システムによって認識されないかもしれない(擬似陰性結果)．

3-3. 前培養と代替試験法の組み合わせ (5.1.6)

試験検体は，好気性および嫌気性液体培地，もしくは同等の性能を有する固形培地で短時間(例えば，使用する代替法の感度にもよるが，12～24時間)培養する．次いで，微生物の迅速検出法として適切な代替法(例えば，核酸増幅法：*2.6.21*，フローサイトメトリー：*2.7.24*，参考情報のチャプター 5.1.6 に記載されている生物発光法) を行う．

3-3-1. 試験法のバリデーション

バリデーションは，チャプター <5.1.6> および自動化された増殖ベース法の3-2-2項に示した細胞基材製品に特異的な推奨事項に従って行われる．これらの半直接的な方法の感度は，前培養中の微生物の分裂時間を考慮しながらバリデートしなければならない．

3-4. 代替法による直接検出 (5.1.6)

細胞基材製品が非常に短い保管寿命を有する場合(例えば，数時間)または標準法が微生物を満足に検出できない場合，増殖法によらない直接検出法が微生物管理法として実行されるであろう(例えば，核酸増幅法：*2.6.21*，フローサイトメトリー：*2.7.24*，参考情報のチャプター *5.1.6* に記載されている生物発光法)．

この方法は増殖ベースの方法に比べ，低い感度であることを犠牲にするが，非常に短い時間内に結果を得ることが可能である．使用する方法によって，生菌および死菌の両方を検出するかもしれない．

資料3 21 CFR Part 610, Section 610.12 Sterility[4]

(a) 試験．本セクションの(h)項に規定された以外，生物製剤の製造者は生物製剤の承認申請書または当該製品の追加承認申請書で承認されたように，生物製剤の各ロットの最終容器または他の材料について無菌試験を適切に実施すること．

(b) 試験要件．
　(1) 無菌試験は，試験される材料が試験に支障を来したり妨げたりしないように適切であること．
　(2) 無菌試験は，生きた汚染微生物の存在を，確実に首尾一貫して検出できることをバリデートすること．
　(3) 無菌試験と試験構成物は，生きた汚染微生物の存在を，首尾一貫して検出できることを確認すること．

(c) 手順書．製造者は，無菌試験のために少なくとも下記の事項を記載した手順書を作成し，実行し，遵守すること．
　(1) 使用される無菌試験法は；
　(i) 培養法を用いる場合，少なくとも以下のことを含むこと：
　　(A) 培地の組成
　　(B) 培地の性能試験
　　(C) 培養条件(培養期間，温度)
　(ii) 非培養法を用いる場合，少なくとも以下のことを含むこと：
　　(A) 試験構成物の構成
　　(B) 許容基準を含む試験パラメータ
　　(C) 生きた汚染微生物の存在を検出するための試験法能力を確認するために使用する管理方法
　(2) 試験される検体の個数，容量，サイズを含むサンプリング方法；
　(3) 各ロットの合否に関する文書化された規格；
　(4) 一貫して正確な結果を確実とするために，特別な無菌試験方法に重要なあらゆる機能についての記述

(d) サンプル．サンプルは試験される材料に適切でなければならず，少なくとも以下のことを考慮すること：
　(1) 最終製品ロットのサイズとボリューム
　(2) 医薬品の製造時間
　(3) 最終容器の形態とサイズ
　(4) 試験材料中に存在する場合には，阻害剤，中和剤，保存剤の量または濃度
　(5) 培養法を用いる場合には，殺菌作用または殺真菌作用がなくなるように，当該製品が希釈された試験材料量であること
　(6) 非培養法を用いる場合には，生きた汚染微生物の検出を阻害または妨げないように，当該製品が希釈された試験材料であること

(e) 確認．

(1) 培養法に対しては，試験菌と培地が生きた汚染微生物を一貫して検出できるのに適切なものであることを示すために，培地の有効期間を通じての増殖支持能を確認するために，各培地ロットについて培地性能試験を行うこと．
(2) 非培養法に対しては，試験法自体において，生きた汚染微生物を継続的に一貫して検出できる試験法の能力を示すために適切な管理を用いること．

(f) 再試験方法．
(1) 初回試験で微生物の存在が示されたなら，当該製品は品質管理部門による徹底した原因調査により，本微生物の存在が試験エラーまたは無菌試験を実施するために使用した欠陥ある材料によるものであることに帰結されない限り，無菌試験要求に適合しない．
(2) 本セクションの (f) (1) 項に示した原因調査において，初回試験が試験エラーまたは欠陥ある材料の使用によって微生物が存在したことを示した場合，無菌試験を1回繰り返すことが可能かもしれない．再試験において菌が認められなければ試験製品は無菌試験要件に適合している．もし再試験で微生物の存在が認められたなら，当該製品は無菌試験要件に適合しない．
(3) 再試験を行う場合，同じ試験方法を初回および再試験に適用すること，また再試験は初回試験に用いたサンプルが抜き取られた場所や製造段階を反映できる製品で行うこと．

(g) 記録．本セクションの試験要件に関連した記録は，本チャプターの 211.167 および 211.194 項によって要求されているように作成し維持すること．

(h) 例外．無菌試験は，本セクションに記載されている下記を除き，承認された生物製剤許可申請書もしくは変更申請書に規定されているように，最終容器の材料または他の適切な材料に実施すること．
(1) 本セクションは，全血，クリオ抗血友病因子 (凝固因子製剤)，血小板，赤血球，血漿，天然痘ワクチン，赤血球試薬，抗ヒト免疫グロブリン，血液型判定用試薬の無菌試験には適用されない．
(2) 生物製剤許可申請または変更申請書に提出されたデータが，投与ルート，調製方法，または当該製品の他のどの面も製品の安全性，純度，力価を保証するために無菌試験を排除もしくは必要としないことが適切に確立していることを，生物学的薬品評価研究センター (CBER) または医薬品評価研究センター (CDER) の長が決定した場合には，製造者は無菌試験法への適合は求められない．[Revised as of April 1, 2015]

> **資料4** 「再生医療等製品（ヒト細胞加工製品）の品質，非臨床安全性試験及び臨床試験の実施に関する技術的ガイダンス」，医薬品医療機器総合機構，平成28年6月14日

2.4. 無菌試験及びマイコプラズマ否定試験について

2.4.1. 原則

　無菌試験及びマイコプラズマ否定試験については，安全性に係る試験項目であるため，原則として最終製品を試験検体として実施することが求められている．これらの試験方法としては日本薬局方に準じた試験が望ましいが，ヒト細胞加工製品では検体量の限界，試験に要する時間の制限等から，必ずしもこれを適用できない場合が考えられる．その場合，日本薬局方に厳格に準じた試験方法を採用するのではなく，科学的に合理的な試験方法を採用することが可能である．その際，最終製品の安定性，採取できる検体量の限度，各試験に使用される検体量の配分等を考慮し，最善となる試験方法を設定することが求められる．試験方法を選択する際には，採用する試験方法の原理や測定の特性を踏まえ試験結果に影響を与えるリスクを慎重に評価し，必要な分析法バリデーションを実施することが重要である．また，試験毎の試験成立要件又は試験対照を適切に設定し，品質管理試験として信頼性を確保することが求められる．

　微生物管理の試験では一般的に結果を得るまでに時間を要するため，最終製品の保存安定性の確保に努め，出荷の可否のための試験に必要な時間を確保することが望まれる．患者の治療上の適切性を考慮した上で，患者の状態等により適用前に試験結果を得られるのであれば，試験結果を得た後に投与できるような計画とすることが望ましい．なお，技術的に困難でやむを得ず患者への投与後に試験結果が判明する場合は，その旨を同意文書・説明文書に記載し，予め患者の同意を取得することに留意する必要がある．また，汚染が確認された場合の患者保護に関する対処方法をあらかじめ設定しておくことが重要である．

　最終製品出荷後に各医療機関において投与液の調製を行う場合は，投与液調製操作に関する手順書を作成した上で，投与液の調製を行う者に対するトレーニングを治験開始前に実施することが重要である．また，調製後の洗浄液等を試験検体とした無菌試験及びマイコプラズマ否定試験を実施し，投与液の無菌性等を確認することが望ましい．投与液の無菌性等の確認の結果についても上述の患者への説明及び同意の取得，並びに対処法の設定の対象に含めること．なお，製造販売承認申請時には，投与液調製操作に関する手順書や無菌性等の確認を行った試験成績等を用いて，投与液調製方法の妥当性の説明が求められることに留意する必要がある．

2.4.2. 無菌試験

　ヒト（自己）由来製品で供試量に限界があることが想定される場合は，その検体量における検出感度や精度等に関するバリデーションを実施し，日本薬局方に準拠する試験を行う場合に比べて，どの程度試験性能が低下するか等を治験開始前までに，確認することが求められる．検出感度の低下が認められる場合は，製造工程中の品質管理項目を含めて製造工程全体での無菌性の管理を可能な限り堅牢に行うことが重要である．例えば，中間製品の培養上清，最終製品の洗浄液等を用いて，可能な限り多くの検体を試験に供する等の方策を実施し，最終

製品の汚染がないことを担保することを検討することも一案である．

　製品の保存安定性から試験に要する時間に制限がある場合は，患者への投与までに許容される時間も考慮した上で，迅速無菌試験法の採用を検討し，可能な限り投与前までに試験結果を得ることが望ましい．その際，迅速判定の適切性を確認するために判定後の試験継続が可能であれば微生物の検出に十分な時間モニタリングすることがより望ましい．

　最終製品の代わりに中間製品を試験検体とする場合は，試験検体を得た工程から最終製品までの製造工程における微生物汚染の可能性を否定することが求められる．具体的には，製造管理の適切性，最終製品の一次包装容器の密封性，包装容器を含む資材等からの微生物汚染リスクが管理できることについて適切な説明を行うことに留意する必要がある．

2.4.3. マイコプラズマ否定試験

　市販のキットを用いてマイコプラズマ否定試験を実施する場合であっても，試験で使用する機器や検体を用いて，自施設で検出感度や特異性について確認することが求められる．試験方法については，第17改正日本薬局方参考情報「バイオテクノロジー応用医薬品／生物起原由来医薬品の製造に用いる細胞基材に対するマイコプラズマ否定試験」(以下，「参考情報」)を参考にし，実施することが必要である．ただし，「B.指標細胞を用いたDNA染色法(B法)」のみを用いて試験を行う場合，B法は偽陽性の結果が出る可能性があることから，他の適切な試験と組み合わせることで確認を行うことが望ましい．なお，適切なバリデーションを行った上で，「C.核酸増幅法(C法)」を「A.培養法(A法)」又はB法に代えて用いることもできる．

　C法において確認すべきマイコプラズマ種については，参考情報を参考にし，7種類のマイコプラズマ種が10 CFU/mLの検出感度で検出可能であることを示すことに留意が必要である．第16改正日本薬局方参考情報に記載されているプライマーを用いている場合は，当該プライマーでは *A. laidlawii* が検出できないこと及び *M. pneumoniae* の検出感度が不十分であるとの報告がなされているため，これら2種のマイコプラズマ種に対する試験が別に必要になる可能性があることに留意が必要である．

資料5　日本薬局方参考情報

第十七改正日本薬局方

参考情報

G1. 理化学試験関連

分析法バリデーション

　分析法バリデーションとは，医薬品の試験法に用いる分析法が，分析法を使用する意図に合致していること，すなわち，分析法の誤差が原因で生じる試験の判定の誤りの確率が許容できる程度であることを科学的に立証することである．分析法の能力は種々の分析能パラメーターにより表される．提案する分析法の分析能パラメーターが，試験法の規格値などを基にして設定する基準を満たしていることを実証することにより，分析法の妥当性を示すことができる．

　本文に基づく分析法バリデーションは，日本薬局方に新たに収載する試験法を設定するとき，日本薬局方に収載されている試験法の改正を行うとき及び通則の規定に基づき日本薬局方に収載されている試験法に代わる試験法を設定するとき，これらの試験法で用いる分析法について行う．

1. 分析法を日本薬局方に収載するために必要な資料
1.1. 概要
　分析法の原理の簡潔な説明，その分析法の必要性，他の分析法と比較したときの利点，バリデーションの要約などを記載する．分析法を改正する場合には，既存の分析法の限界及び新たに提案する分析法によりもたらされる利点も記載する．
1.2. 分析法
　分析法を正しく評価できるように，また，必要ならば追試を行って評価できるように，分析法を詳細に記載する．分析法には，分析の手順，標準試料の調製法，試薬・試液の調製法，留意事項，分析システムが正しく作動していることを検証する方法(例えば，クロマトグラフィーにおける分離効率の検証)，分析結果を導くための式及び測定回数などが含まれる．また，日本薬局方に規定されていない装置又は器具を用いる場合には，それについても詳細に記載する．新たに標準品を規定する場合には，その物質の物理的，化学的又は生物学的な特性値を明らかにし，試験法を記載する．
1.3. 分析法の妥当性を示す資料
　分析法が妥当なものであることを立証する資料を示す．本資料は，分析能パラメーターを求めるための実験計画，実験データ，計算結果及び検定結果を含む．
2. 分析能パラメーター(Validation characteristics)
　分析法の妥当性を示すために評価が必要な典型的な分析能パラメーターの定義と評価方法の例を次に示す．

　分析能パラメーターに関する用語と定義は，分析法を適用する分野により異なる．本文における用語と定義は，日本薬局方の目的に沿って一義的となるように定めたものである．評価方法の項では，分析能パラメーターを評価する方法の概略を示した．分析能パラメーターを決定する方法は，多数の方法が提唱されており，一般的に受け入れられている方法であれば，どのような方法を用いて分析パラメーターを決定しても差し支えない．しかし，分析能パラメーターの値が決定方法に依存することもあるので，分析能パラメーターを求めるための実験方法，実験データ及び計算方法は，可能な限り詳しく記述することが必要である．

　頑健性(Robustness)は，分析法バリデーションで検討する分析能パラメーターには含まれないが，分析法の開発段階で頑健性を検討することにより，分析法を改善し，検討結果を分析法の分析条件又は留意事項に反映させることができる．

2.1. 真度(Accuracy／Trueness)
2.1.1. 定義
　真度とは，分析法で得られる測定値の偏りの程度のことで，真の値と測定値の総平均との差で表される．
2.1.2. 評価方法
　分析法の真度の推定値は，室内再現精度又は室間再現精度を求めるときに得られる測定値の総平均と真の値との差として表される．標準品の認証値又は合意された値を真の値とする．製剤の分析法の場合には，標準溶液の測定値を合意された真の値とする．

　また，特異性の高い分析法であることを示すことにより，分析法の偏りが小さいことを推論できる．

　得られた真度の推定値と室間(内)再現精度から計算される標準誤差の値から，真度の95％信頼区間を計算する．この区間が0を含んでいることを確認するか，又は同区間の上限値及び下限値が分析法に要求される真度の基準の値の範囲内であることを確認する．

2.2. 精度(Precision)
2.2.1. 定義
　精度とは，均質な検体から採取した複数の試料を繰り返し分析して得られる一連の測定値が，互いに一致する程度のことであり，測定値の分散，標準偏差又は相対標準偏差で表される．

　精度は，繰り返し条件が異なる三つのレベルで表され，それぞれ，併行精度，室内再現精度及び室間再現精度という．

（ⅰ）併行精度(Repeatability／Intra-assay precision)：併行精度とは，試験室，試験者，装置，器具及び試薬のロットなどの分析条件を変えずに，均質な検体から採取した複数の試料を短時間内に繰り返し分析するとき(併行条件)の精度である．

（ⅱ）室内再現精度(Intermediate precision)：室内再現精度とは，同一試験室内で，試験者，試験日時，装置，器具及び試薬のロットなどの一部又は全ての分析条件を変えて，均質な検体から採取した複数の試料を繰り返し分析するとき(室内再現条件)の精度である．

（ⅲ）室間再現精度(Reproducibility)：室間再現精度とは，試験室を変えて，均質な検体から採取した複数の試料を繰り返して分析するとき(室間再現条件)の精度である．

2.2.2. 評価方法
　はじめに，精度を検討するのに十分な量の均質な検体を確保する．溶液は均質な検体である．均質な検体が得られないときには，例えば，大量の製剤を均質とみなせるまで混合粉砕した検体，又は製剤の配合成分を均質とみなせるまで混合した検体を，均質な検体として用いる．

　二つ以上のレベルの精度を同時に評価するためには，一元配置などのような適当な実験計画法の下に実験を行うとよい．このとき，分析法の精度を正しく推定するために，十分な数の繰り返し数，分析条件の水準数及び試験室数を揃える．バリデー

トしようとする分析法で，考えられる可能な限りの分析の変動要因について検討する．

各レベルの精度の分散，標準偏差，相対標準偏差，分散の90％信頼区間及びこれに対応する標準偏差の区間を示す．分析法に要求される精度の基準の値に照らし合わせ，分析法を採用してもよいことを示す．通例，室間(内)再現精度の値から分析法の採否を決定する．

2.3. 特異性(Specificity)
2.3.1. 定義
特異性とは，試料中に共存すると考えられる物質の存在下で，分析対象物を正確に測定する能力のことで，分析法の識別能力を表す．個々の分析法が特異性に欠ける場合には，別の試験法によりこれを補うこともできる．

2.3.2. 評価方法
分析法を適用する試験法の目的に応じて，分析法が確実に分析対象物を確認できること，又は分析対象物の量又は濃度を正確に測定できることを確認する．特異性は，例えば，分析対象物のみを含む試料，製剤の配合成分，類縁物質若しくは分解産物を含む検体に分析対象物を添加した試料及び分析対象物は含まず，製剤の配合成分，類縁物質若しくは分解産物のみを含む試料などの分析結果を比較することにより評価できる．不純物の標準品が得られない場合には，不純物を含有すると考えられる試料，例えば，経時変化した試料などを用いることもできる．

2.4. 検出限界(Detection limit)
2.4.1. 定義
検出限界とは，試料に含まれる分析対象物の検出可能な最低の量又は濃度のことである．検出限界では定量できるとは限らない．

2.4.2. 評価方法
通例，検出限界における消費者及び生産者の危険率が5％以下となるように検出限界を定める．検出限界は，ブランク試料又は検出限界付近の分析対象物を含む試料の測定値の標準偏差及び検出限界付近の検量線の傾きから算出される．例えば，検出限界は，測定値が正規分布し連続な場合には，検出限界付近の検量線の傾き及びブランク試料の測定値の標準偏差から，次式により求めることができる．

$$DL = 3.3\sigma / slope$$

DL：検出限界
σ：ブランク試料の測定値の標準偏差
$slope$：検出限界付近の検量線の傾き

クロマトグラフィーの場合には，測定値の標準偏差の代わりにノイズ・レベルを用いることができる．

分析法の検出限界が試験の規格値よりも小さいことを確認する．

2.5. 定量限界(Quantitation limit)
2.5.1. 定義
定量限界とは，試料に含まれる分析対象物の定量が可能な最低の量又は濃度のことである．定量限界の分析対象物を含む試料の測定値の精度は，通例，相対標準偏差で表して10％である．

2.5.2. 評価方法
定量限界は，ブランク試料又は定量限界付近の分析対象物を含む試料の測定値の標準偏差及び定量限界付近の検量線の傾きから算出される．例えば，定量限界は，測定値が正規分布し連続な場合には，定量限界付近の検量線の傾き及びブランク試料の測定値の標準偏差から，次式により求めることができる．

$$QL = 10\sigma / slope$$

QL：定量限界
σ：ブランク試料の測定値の標準偏差
$slope$：定量限界付近の検量線の傾き

クロマトグラフィーの場合には，測定値の標準偏差の代わりにノイズ・レベルを用いることができる．

分析法の定量限界が試験の規格値よりも小さいことを確認する．

2.6. 直線性(Linearity)
2.6.1. 定義
直線性とは，分析対象物の量又は濃度に対して直線関係にある測定値を与える分析法の能力のことである．このとき，必要があれば，分析対象物の量，濃度又は測定値を正確に定義された数式により変換した値を用いてもよい．

2.6.2. 評価方法
量(濃度)が異なる分析対象物を含有する試料を用意し，分析法に述べられている手順に従って各試料を繰り返し分析し，測定値を得る．回帰式及び相関係数から直線性を評価する．必要ならば，測定値の回帰式からの残差を分析対象物の量又は濃度に対してプロットし，特定の傾向が観察されないことを確認する．通例，5種類の量(濃度)が異なる試料を用いる．

2.7. 範囲(Range)
2.7.1. 定義
分析法バリデーションにおける範囲とは，適切な精度及び真度を与える，分析対象物の下限及び上限の量又は濃度に挟まれた領域のことである．直線性のある分析法の場合には，適切な精度及び真度を与え，また，直線性が成り立つ分析対象物の下限及び上限の量又は濃度に挟まれた領域のことである．

2.7.2. 評価方法
通例，分析法バリデーションにおける範囲は，試験の規格値±20％程度でよい．範囲の上限値，下限値及び範囲の中央付近の値の試料について，精度，真度及び直線性を検討する．

3. 分析法を適用する試験法の分類
試験法は，その目的により以下に示すように大きく三つのタイプに分類することができる．各タイプの試験法に適用する分析法のバリデーションに，通例，要求される分析能パラメーターを表に示す．これは原則であり，評価が必要な分析能パラメーターは，分析法の特性や分析法を適用する試験法の目的に依存して変わる．

（ⅰ）タイプⅠ：確認試験法．医薬品中の主成分などをその特性に基づいて確認するための試験法．

（ⅱ）タイプⅡ：純度試験法．医薬品中に存在する不純物の量を測定するための試験法．

（ⅲ）タイプⅢ：医薬品中の成分の量を測定するための試験法．(成分には，安定剤及び保存剤などの添加剤なども含まれる)溶出試験法のように，有効性を測定する試験法．

表　試験法のタイプと検討が必要な分析能パラメーター

タイプ 分析能 パラメーター	タイプⅠ	タイプⅡ		タイプⅢ
		定量試験	限度試験	
真度	−	＋	−	＋
精度				
併行精度	−	＋	−	＋
室内再現精度	−	−*	−	−*
室間再現精度	−	＋*	−	＋*
特異性**	＋	＋	＋	＋
検出限界	−	−	＋	−
定量限界	−	＋	−	＋
直線性	−	＋	−	＋
範囲	−	＋	−	＋

− 通例評価する必要がない．
＋ 通例評価する必要がある．
* 分析法及び試験法が実施される状況に応じて，室内再現精度又は室間再現精度のうち一方の評価を行う．日本薬局方に採用される分析法のバリデーションでは，通例，後者を評価する．
** 特異性の低い分析法の場合には，関連する他の分析法により補うこともできる．

4. 分析法バリデーションで用いられる用語

(ⅰ)　頑健性(Robustness)：頑健性とは，分析条件を小さい範囲で故意に変化させるときに，測定値が影響されにくい能力のことである．反応液のpH，反応の温度，反応時間又は試薬の量などの分析条件を適当な範囲で変化させ，測定値の安定性を検討する．測定値が分析条件に対して不安定な場合には，安定な測定値が得られるように分析法に改良を加える．また，頑健性の結果は，最終的な分析法において分析条件を示す数値の有効数字又は留意事項として反映させる．

(ⅱ)　試験室：試験室とは，試験を行う部屋，施設を意味する．本分析法バリデーションでは，試験室を変えるということは，試験者，装置及び試薬ロットなどの分析条件が変化することを意味する．

(ⅲ)　試験法：試験法とは，一般試験法及び医薬品各条における試験方法，例えば，純度試験，定量法などを意味する．試験法には，試料の採取方法，規格値，分析法などが含まれる．

(ⅳ)　生産者危険：規格を満たしている製品が，試験を行うことにより，誤って不合格と判断される確率のこと．通例，αで表す．第一種の過誤ともいい，限度試験の場合には偽陽性率に相当する．

(ⅴ)　消費者危険：規格外の製品が，試験を行うことにより，誤って合格と判断される確率のこと．通例，βで表す．第二種の過誤ともいい，限度試験の場合には偽陰性率に相当する．

(ⅵ)　測定回数：分析法の手順の中に含まれる回数．分析法の精度を上げるために，分析法の中であらかじめ測定回数を2回以上に指定することがある．分析法バリデーションでは，分析法の中で定められた測定回数も含めた分析法を評価する．

分析法の精度を評価するために繰り返し分析を行うときの繰り返し数とは別のものである．

(ⅶ)　測定値：1回の分析により得られる1個の値．

(ⅷ)　分析法：本文が対象としている分析法は，試料中に存在する分析対象物の量又は濃度に依存する測定値を与える分析法及び確認試験に用いられる分析法である．本文における分析法とは，試験法の分析過程を意味する．

バイオテクノロジー応用医薬品／生物起源由来医薬品の製造に用いる細胞基材に対するマイコプラズマ否定試験

本文書は，バイオテクノロジー応用医薬品／生物起源由来医薬品の製造に使用する細胞基材で細胞バンクを基にするものに対し，現段階で実施すべきと考えられるマイコプラズマ否定試験について述べたものである．

試験方法としては，A．培養法，B．指標細胞を用いたDNA染色法，C．核酸増幅法(Nucleic acid amplification test：NAT)による検出法が挙げられる．

本マイコプラズマ否定試験の対象は，マスター・セル・バンク(MCB)，ワーキング・セル・バンク(WCB)及び医薬品製造工程中の培養細胞である．これらに対して，A法とB法による試験を実施する．ただし，適切なバリデーションを実施することにより，C法をA法やB法の代替法として用いることができる．

A法，B法によりマイコプラズマ否定試験を実施する前には，検体がマイコプラズマ発育阻止因子を有するかどうか試験しておく必要がある．発育阻止因子が含まれる場合には，遠心分離，細胞の継代などの適切な方法により発育阻止因子を中和又は除去する．

検体を採取後24時間以内に試験するときは2 ～ 8℃で，24時間を超える場合は－60℃以下で保存する．

マイコプラズマが検出された場合，種を同定するための試験を行えば混入の原因を推定するのに役立つ可能性がある．

A． 培養法
1． 培地
培養法にはカンテン平板培地と液体培地の両方を使用する．両培地にはペニシリン以外の抗生物質を使用してはならない．使用する培地としては，生物学的製剤基準に記載されているものを参考にすること．ただし，2.の培地の性能試験に適合するものであればほかの培地でもよい．

2． 培地の性能試験
試験に用いる培地については，バッチごとにマイコプラズマの発育性能に関し，適性であるか否かの試験を実施する．そのためには，少なくとも2種類の既知の菌株，ブドウ糖分解マイコプラズマ(*Mycoplasma pneumoniae* ATCC 15531，NBRC 14401又は同等の種又は株)とアルギニン分解マイコプラズマ(*Mycoplasma orale* ATCC 23714，NBRC 14477又は同等の種又は株)を陽性対照として加えた培地での試験をその都度実施し，これらの既知のマイコプラズマが検出できることを確認しておく必要がある．陽性対照試験に使用するマイコプラズマ株は，公的又は適切と認められた機関より入手後，適切に管理された継代数の低いもので，100 CFU (コロニー形成単位)以下又は100 CCU (色調変化単位)以下で培地に接種する．

3． 培養及び観察
1) カンテン平板培地1枚当たり検体(細胞懸濁液) 0.2 mL以上を，プレートに均等に広がるように接種する．カンテン平板培地は1検体当たり2枚以上とする．検体を接種した後，カンテン平板培地表面を乾燥し，5 ～ 10％の炭酸ガスを含む窒素ガス中で，適切な湿度のもと，35 ～ 37℃で14日間以上培養する．

2) 液体培地1本当たり検体(細胞懸濁液) 10 mL以上を，100 mLの液体培地を入れた容器に接種する．液体培地は1検体当たり1本以上とし，35 ～ 37℃で培養する．

被検細胞の培養液中に抗生物質などのマイコプラズマ発育阻止因子が含まれているような場合には発育阻止因子を除去する必要がある．マイコプラズマ発育阻止因子の測定は，生物学的製剤基準に記載されているマイコプラズマ発育阻止活性の試験を参考にできる．

3) 2)での培養開始後，2,3日ごとに観察し，液体培地の色調変化を観察した日，及び色調変化が無い場合においても，3日目，7日目及び14日目の計3回にわたり，それぞれ各液体培地より0.2 mLずつを採取し，カンテン平板培地各2枚以上に接種する．カンテン平板培地での培養は5 ～ 10％の炭酸ガスを含む窒素ガス中で，35 ～ 37℃で14日間以上培養する．

4) 全カンテン平板培地を対象に7日目と14日目に倍率100倍以上の顕微鏡でマイコプラズマの集落の有無を調べる．

B． 指標細胞を用いたDNA染色法
試験操作法の妥当性についてあらかじめ検討するため，培養Vero細胞に100 CFU以下又は100 CCU以下の*Mycoplasma hyorhinis* (ATCC 29052，ATCC 17981，NBRC 14858又は同等の種又は株)及び*M. orale* (ATCC 23714，NBRC 14477又は同等の種又は株)を接種する．

マイコプラズマ汚染の検出に関して既知のものと同等以上の検出感度があることを示すデータがある場合は，Vero細胞以外の指標細胞やマイコプラズマ菌株を本試験に使用することもできる．マイコプラズマ菌株は，公的又は適当と認められた機関より入手後適切に管理された継代数の低いものにつき，接種単位をあらかじめ設定した上で使用しなければならない．細胞は適当と認められた細胞保存機関からマイコプラズマが検出されていないことを確認したデータと共に入手しなければならない．入手した細胞は，マイコプラズマの混入を避けて注意深く培養し，多数の種ストックを作製して，本文書で示すいずれか一つ以上の方法でマイコプラズマの混入を否定した後，凍結保存する．試験にはこのストックを解凍し，6継代以内のものを使用しなければならない．

カバーグラスを沈めた培養ディッシュ又は同等の容器に指標細胞を接種し，一日増殖させる．この培養ディッシュ2枚以上に試験検体(細胞培養上清) 1 mL以上を接種する．

試験には，陰性(非接種)対照及び2種類のマイコプラズマ陽性対照を置く．陽性対照には，例えば*M. hyorhinis* (ATCC 29052，ATCC 17981，NBRC 14858又は同等の種又は株)及び*M. orale* (ATCC 23714，NBRC 14477又は同等の種又は株) 100 CFU以下又は100 CCU以下を使用する．

細胞は5％炭酸ガスを含む空気中，35 ～ 38℃で3 ～ 6日間培養する．

カバーグラス上の培養細胞を固定後，ビスベンズイミド(bisbenzimide)又は同等の染色剤によりDNA蛍光染色し，蛍光顕微鏡(倍率400 ～ 600倍又はそれ以上)でマイコプラズマの存在を鏡検する．陰性対照及び陽性対照と検体を比較しマイコプラズマ汚染の有無を判定する．

方法
1) 細胞培養用ディッシュ(直径35 mm)に滅菌したカバーグラスを無菌的に置く．

2) 10％ウシ胎児血清(あらかじめマイコプラズマがないことを確認しておく)を含むイーグル最少必須培地中にVero細胞

が1 mL当たり1×10⁴細胞となるように細胞懸濁液を調製する．

3) Vero細胞懸濁液2 mLを各培養ディッシュに接種する．このときカバーグラスを培地中に完全に沈め，培地表面に浮かないように注意する．細胞がカバーグラスに接着するよう5%炭酸ガスを含む空気中，35 ～ 38℃で一日培養する．

4) 培地を新鮮な培地2 mLと交換した後，試験検体(細胞培養上清) 0.5 mLを培養ディッシュ2枚以上に添加する．陰性対照と陽性対照[*M. hyorhinis* (ATCC 29052, ATCC 17981, NBRC 14858又は同等の種又は株)及び*M. orale* (ATCC 23714, NBRC 14477又は同等の種又は株)等の2種類のマイコプラズマ]についても同じ操作を行う．

5) 培養液を5%炭酸ガスを含む空気中，35 ～ 38℃で3 ～ 6日間培養する．

6) 各ディッシュより培養液を除去し，メタノール／酢酸(100)混液(3：1)(固定液) 2 mLをそれぞれに加え，5分間放置する．

7) 各ディッシュより固定液を除去し，再度各ディッシュに同量の固定液を加え10分間放置する．

8) 固定液を除去し，全てのディッシュを完全に風乾する．

9) 各ディッシュにビスベンズイミド蛍光染色液2 mLを加え，ディッシュに蓋をして室温で30分間静置する．

10) 各ディッシュより染色液を吸引除去し，ディッシュを蒸留水2 mLで3回洗浄する．カバーグラスを取り出し乾燥する．

11) カバーグラスに封入液を滴加して封入する．余分な封入液をカバーグラスの端から吸い取る．

12) 倍率400 ～ 600倍又はそれ以上の蛍光顕微鏡で観察する．

13) 検体と陰性対照及び陽性対照の顕微鏡像を比較する．

14) 細胞核を囲むように微小な核外蛍光斑点を持つ細胞が1000個のうち5個(0.5%)以上あれば陽性と判定する．

C. 核酸増幅法(NAT)

核酸増幅法(Nucleic acid amplification test：NAT)は，目的とする細胞やウイルス等の遺伝子や遺伝子発現により転写されたmRNA等をその塩基配列に特異的なプライマーを用いて酵素的に増幅し，増幅産物を種々の方法により検出する手法である．NATをマイコプラズマ検出に用いることにより，検体(細胞懸濁液又は細胞培養上清)から抽出した核酸をマイコプラズマに特異的なプライマーやプローブを用いて増幅し，マイコプラズマに由来する核酸の存在の有無を高感度に検出することが期待される．NATは目的とする塩基配列の存在を示すものであり，必ずしも生きたマイコプラズマの存在を意味するものではない．

NATとしては様々な手法が利用可能であり，本参考情報は特定のNATの手法を規定するものではない．使用するNATは，十分な感度と特異性が担保され，核酸抽出手技や反応液組成の僅かな差異により異なる結果が得られることのない頑健性のある手法を用いること．本項に示すバリデーション法により特異性と感度を評価し，その妥当性が立証されるのであれば，どのようなNATを用いることも可能である．市販のキットを用いる場合，キットの製造業者によりバリデーションが実施され，そのデータが入手可能な場合もあるが，使用する機器や目的とする細胞によっては製造業者により実施されたバリデーション結果とは異なる結果が得られる可能性がある．必ず自施設で製造業者のバリデーションどおりの結果が得られることを確認す

る必要がある．特に検査対象となる細胞が異なる場合には，検出感度，再現性について確認しておく必要がある．また，核酸の抽出法や検出法等で製造業者の指定する機器と異なる機器を用いる場合には，採用する手法や当該機器の妥当性を検証する必要がある．

さらに，試薬の組成やプライマー・プローブ等に関する情報が製造業者から開示されない場合には，キットの内容が変更された際にも変更内容に関する情報が得られるような対策が求められる．キットの内容が変更された場合には，必要に応じ目的とするマイコプラズマの検出感度や精度に差異がないことを確認しておく必要がある．一方で，キットが製造中止になる場合もあり，適切な代替法に変更できるような対応も考えておくこと．

細胞を汚染するマイコプラズマは細胞に依存して増殖する場合が多いため，細胞培養上清ではなく細胞懸濁液を検体とすることが基本的に求められる．細胞培養上清を検体として用いる場合は，細胞を汚染するマイコプラズマを十分に検出できていることの妥当性を示す必要がある．

NATは，以下に示すバリデーションを適切に実施することにより，バリデーション法で例示した全てのマイコプラズマに対して十分な感度を持って検出できる場合には，A法やB法の代替法として用いることができる．

なお，Vero細胞を用いて検体中に存在する可能性があるマイコプラズマの増殖を図った後にNATを行い，感染性マイコプラズマ由来のDNAの検出精度を高める方法もある．この場合にもバリデーション法で例示した全てのマイコプラズマが高感度に検出できることが示されなければならない．

C-1 核酸増幅法によるマイコプラズマ否定試験の実施

試験は陽性対照(ランコントロール) [例えば100 CFU以下又は100 CCU以下の*M. hyorhinis* (ATCC 17981, NBRC 14858又は同等の種又は株)]と陰性対照を置き実施する．陽性対照試験に使用するマイコプラズマ株は，公的又は適切と認められた機関より入手後，適切に管理された継代数の低いものにつき，接種単位をあらかじめ設定したうえで使用しなければならない．細胞懸濁液を検体とする場合にはマイコプラズマ汚染のないことが確認された細胞を陰性対照とし，細胞由来の核酸の存在下での核酸増幅法への影響についてもあらかじめ試験を実施し陽性シグナルが出ないことを確認しておくこと．検体からマイコプラズマの遺伝子が増幅されないときは，この試験に適合とする．

C-2 試験における注意事項

NATは微量の核酸を増幅して検出するため，試験に用いた増幅産物により，施設や機器，試薬等が汚染され偽陽性の結果が得られることがある．このため，試薬の保管・調製，核酸の抽出，核酸の増幅，増幅産物の検出はそれぞれ可能な限り独立した施設ないし設備を用いて，細心の注意を払って実施する必要がある．増幅した核酸のキャリーオーバーによる偽陽性を防止する方法として，Uracil－N－glycosylase (UNG)を用いる方法等が利用できる．また，核酸の抽出効率が低い場合や，NATの阻害物質が検体に含まれるための偽陰性でないことを確認するために，被験細胞のハウスキーピング遺伝子を内部対照として同時に測定することが望ましい．

一方，核酸の抽出から増幅まで自動化された機器を用いることにより交差汚染を防ぐための対策がとられている場合には，

必ずしも独立した施設で実施することは不要であるが，増幅産物の廃棄等に際しては汚染の起こらないような対策をとる必要がある．

C-3 マイコプラズマ検出のためのNATのバリデーション法

NATによる目的核酸の検出法としては，定性的試験と定量的試験がある．細胞基材へのマイコプラズマ汚染の検出には，定性的試験として限度試験が考慮される．ここにマイコプラズマ汚染を検出するための定性的NATの評価方法を示す．この評価方法は，適切なカットオフ値を設定した定量的NATにも適用できる．

NATによる分析の検証に最も重要な項目は特異性と検出感度である．また，分析法の頑健性も評価する必要がある．なお，NATによる分析の評価には，核酸の抽出から増幅産物の検出までの全工程が含まれる．

市販キットをNATによる試験の一部又は全部に用いる場合は，キットの製造業者により添付され文書化されたフルバリデーションデータがあれば，使用者のバリデーションの代替として用いることが可能であり，使用者が再度フルバリデーションを行う必要はない．しかし使用者は，キットの性能(特異性，検出感度等)について，使用目的に十分かなっていること，使用者の試験系でも目的とした性能が得られることを確認する試験を必ず実施し，データを提示すべきである．

NATは以下の目的で用いることができる．
・工程内管理の目的として
・A法又はB法の代替法として

本項は，第一にNATそのもののバリデーション手順，第二にNATとA法又はB法との比較試験のバリデーションの二つの目的について書かれている．

なお，NATの特異性や検出感度のバリデーションにはCFU又はそれに相当するコピー数等が明らかにされたマイコプラズマ参照品が様々な段階で必要とされる．また通常の試験では，マイコプラズマ参照品，あるいは参照品を用いて適切に値付けされた検体が陽性対照として用いられる．試験では，陽性対照としてマイコプラズマの菌体の他に核酸(プラスミド等)が用いられることもあるが，抽出効率を含めたバリデーションの検討では菌体を用いる必要がある．

1) 評価項目

特異性，検出感度，頑健性の三つのパラメーターについて評価する必要がある．

2) 特異性

NATにおける特異性とは，存在が予想される検体中に含まれる標的核酸を確実に検出する能力である．NATの特異性はプライマーやプローブの選択，及び試験条件の厳密さ(増幅及び検出段階)に依存する．

マイコプラズマ(マイコプラズマ属、ウレアプラズマ属、スピロプラズマ属、アコレプラズマ属等のモリキューテス綱の細菌)に特異的で，かつ広範囲のマイコプラズマによく保存されている塩基配列に対するプライマーやプローブを用いることが重要である．NATが幅広いマイコプラズマパネルを検出する能力は，プライマーとプローブのデータベースとの比較による理論的分析のみにより示すのではなく，3)に示された参照マイコプラズマを用いた実証評価により示されなければならない．

3) 検出感度

検出感度とは，試料中に含まれる検出可能な標的核酸の最低量であり，必ずしも定量する必要はない．検出感度を確立するには，NATの陽性カットオフ値を決定する必要がある．陽性カットオフ値は，試験において95％の確率で検出可能な試料の一定容量に含まれる標的配列の目的核酸量である．この陽性カットオフ値は試験を行う試料に含まれる目的マイコプラズマ遺伝子配列と酵素の活性などの要因に影響され，結果として各試験により異なる95％カットオフ値が得られることになる．陽性カットオフ値を決定するには，特性解析され菌濃度(CFU又はコピー数等)が明らかにされたマイコプラズマ参照品又は国際標準品の希釈系列について，試験ごとの変動を調べるために日を変えて試験を実施する．

検出感度のバリデーションには，以下の種について検討すること．選択されたこれらのマイコプラズマ種は，バイオテクノロジー応用医薬品／生物起源由来医薬品の製造に使用される哺乳動物由来培養細胞への汚染の出現頻度や系統発生，更には培養等で用いられる動物由来原料を考慮して選択されたものである．なお，このリストはバリデーションのためのものであり，通常の試験でこれら全てを陽性対照として用いることを求めているわけではない．

・*Acholeplasma laidlawii* (ATCC 23206, NBRC 14400 又は同等の株)
・*Mycoplasma arginini* (ATCC 23838 又は同等の株)
・*Mycoplasma fermentans* (ATCC 19989, NBRC 14854 又は同等の株)
・*Mycoplasma hyorhinis* (ATCC 17981, NBRC 14858 又は同等の株)
・*Mycoplasma orale* (ATCC 23714, NBRC 14477 又は同等の株)
・*Mycoplasma pneumoniae* (ATCC 15531, NBRC 14401 又は同等の株)
・*Mycoplasma salivarium* (ATCC 23064, NBRC 14478 又は同等の株)

昆虫細胞や植物由来細胞を製造に用いる場合は，上記のマイコプラズマに加えて，昆虫や植物に由来するマイコプラズマ(*Spiroplasma citri* など)，鳥類に由来する細胞や試薬を製造に用いる場合は鳥類に由来するマイコプラズマ(*Mycoplasma synoviae* など)の検出が可能であることを評価する必要がある．

検出感度は，菌濃度(CFU 等)を測定した原液から，適切な希釈系列(10倍希釈列ないしは$10^{0.5}$倍希釈列)の検体を作製し，各希釈に対してNATでの試験を実施する．検出限界となった希釈倍数をもとに検体中の標的配列に対応する最小の菌濃度(CFU 等)を陽性カットオフ値として算出する．例えば，増幅産物を電気泳動で分離し，蛍光染色等で陽性バンドを検出する場合には，マイコプラズマを含まない細胞から得られた検体は陽性バンドが検出されないことを確認すること．また，定量的PCR法を用いて検出する場合には適切な増幅サイクル数をカットオフ値として設定すること．また，設定したカットオフ値の妥当性を証明すること．NATの検出には検体からの核酸の抽出効率も影響するため，細胞懸濁液に含まれるマイコプラズマの検出感度を評価する．

上記マイコプラズマ参照品の各菌種について，最低三つの異なる10倍希釈列を作成し，統計解析を可能とするため各希釈列について合計24となるように十分な繰り返し数を試験する

必要がある．例えば，三つの希釈列を異なる日に各希釈段階で8回繰り返す，四つの希釈列を異なる日に各希釈段階で6回繰り返す，あるいは六つの希釈列を異なる日に4回繰り返して実施してもよい．希釈列の数を扱いやすい量にするために，陽性カットオフ値(陽性シグナルが得られる最高希釈倍率)を求めるための予備試験を行うべきである．希釈の範囲は予備的に求められたカットオフ値の周辺で選ぶことができる．試験により95％の確率で検出されるマイコプラズマの濃度(CFU 等)を適切な統計学的解析により算出する．これらの結果は分析法の変動を評価するために用いることもできる．

4) 頑健性

頑健性とは，パラメーターの小さな意図的変動で変化しない能力の指標であり，通常の使用での分析法の信頼性を示すものである．頑健性の評価は開発段階で検討すべきである．パラメーターを意図的に変動させることにより分析法の信頼性を示す必要がある．NATでは，パラメーターの小さな変動により結果に大きく影響する可能性がある．試薬濃度($MgCl_2$，プライマー，デオキシリボヌクレオチド等)を小さく変動させた試験が開発段階で実施されていれば，方法の頑健性が示される．抽出キットや抽出法の変更，サーマルサイクラーの種類の違いも評価される．

5) NATをA法及びB法の代替法として用いる場合

NATはA法(培養法)，B法(指標細胞を用いたDNA染色法)の代替法として用いることができる．この場合，同等性試験を実施する必要がある．試験では主としてNATとA法又はB法との検出感度の比較を行うが，特異性(検出可能なマイコプラズマパネル，偽陽性の結果)についても考慮すべきである．検出感度の判定基準は以下のとおりである．

・A法(培養法)の代替法とする場合，NATは3)に示すマイコプラズマ7種全てについて10 CFU/mLを検出可能なことを示す必要がある．

・B法(指標細胞を用いたDNA染色法)の代替法とする場合，NATは3)に示すマイコプラズマ7種全てについて100 CFU/mLを検出可能なことを示す必要がある．

どちらの場合も，判定基準に達することを示すにはCFUで適切に値付けされたマイコプラズマ参照品を用いる必要がある．以下の二つの方法のうち一つをこの同等性試験として用いることができる．

・CFUで値付けされたマイコプラズマ株を用いてNATをA法又はB法と並行して実施し，両者の検出限界を同時に評価する．

・NATによる試験結果をA法又はB法の評価で得られたデータと比較する．この場合，両者の評価に用いる参照品のCFUの値付け及び安定性について注意深く説明すること．

あるいは，試料に含まれるマイコプラズマ核酸のコピー数等で同等の検出感度を示すことでもよい．この場合，1 CFUに相当するマイコプラズマのコピー数等を明らかにしておく必要がある．

6) 対照群

・内部対照：バリデーションにおいて内部対照を用いることにより，検体由来の阻害物質等による影響を受けず核酸増幅が適切に行われていることが確認できる．また日常の試験では，抽出操作に問題がなく，またNAT反応を阻害する物質がないことを示すために必要となる．内部対照はプライマー結合部位その他の適切な配列を用いる．検体から核酸を抽出する前に添加し，核酸の抽出，逆転写，増幅，検出の全体の対照となることが望ましい．検体となる細胞の遺伝子を内部対照として用いることもできる．

・外部対照：外部陽性対照は，試験条件のバリデーションに用いられるマイコプラズマ種のうち，一種類以上の適切なマイコプラズマ種について標的配列の一定のコピー数あるいは一定のCFUを含むものである．陽性対照の一つは期待される感度が達成できることを示す陽性カットオフ値近傍にセットする．陰性対照は，標的配列を含まないもので，必ずしも検体と同じマトリクスである必要はない．

7) 結果の解釈

用いたプライマーやプローブ等によってはマイコプラズマ以外の核酸を増幅し，偽陽性の結果を導くことがある．バリデーションでは必要に応じて，陽性の結果の確認のための方法を確立しておくこと．

C-4 Vero細胞中でマイコプラズマを増殖させる方法

1) 試験検体，陽性対照及び陰性対照について，それぞれ2枚以上のディッシュを使用する．

2) 細胞培養用ディッシュ(直径35 mm)に，10％ウシ胎児血清(NATによりあらかじめマイコプラズマDNAが検出されないことを確認しておく)を含むイーグル最少必須培地を用いて調製したVero細胞懸濁液($1×10^4$細胞/mL)を2 mLずつ加え，5％炭酸ガスを含む空気中，35 ～ 38℃で1日培養する．

3) 古い培地を新鮮な培地と交換し，試験検体(細胞培養上清) 0.5 mLをVero細胞の培養ディッシュ2枚以上に接種する．陽性対照[例えば100 CFU以下又は100 CCU以下の *M. hyorhinis* (ATCC 17981，NBRC 14858又は同等の種又は株)]と陰性対照についても同じ操作を行う．

4) 試験検体，陽性対照及び陰性対照を接種したVero細胞の培養ディッシュをそれぞれ5％炭酸ガスを含む空気中，35 ～ 38℃で3 ～ 6日間培養する．

G4. 微生物関連

微生物迅速試験法

科学技術の進歩により，細菌の生理活性，菌体成分等を高精度に測定できる方法が数多く開発され，新たな細菌検出法，計数・計量法が登場している．また1980年代以降の環境微生物学分野における研究の進展により，環境中の細菌の多くは従来の培地ではコロニー形成能が低く，培養法のみではそのような細菌を検出，計数・計量，同定しがたいことが明らかとなってきた．細菌数・細菌量の測定に当たっては，得られる結果が利用する手法により異なり，最新の手法を用いても，絶対値を得ることは難しい点に留意すべきである．また，各手法のバリデーションのための標準菌株は存在するが，生理活性も含めて標準化することは容易ではない．

新手法は従来法と比較し，必ずしも全ての点において優れているわけではないが，迅速性及び精度においては優位であることが多く，真菌やウイルス等にも応用可能であることより，その積極的な活用は関連分野における微生物管理レベルの向上に大きく役立ち，微生物汚染に伴うリスクの低減等に貢献する．

培養を基本とする従来法ではコロニーや細菌増殖に伴う濁度の変化などを指標とするのに対し，新手法では測定対象及び測定原理が従来法とは大きく異なる．また，環境中に生息する微生物の解析に当たっては，特定の微生物に着目する方法と共に，微生物群集を網羅的に理解することの重要性が認識されつつある．なかでも，塩基配列を指標とする系統分類が一般化し，シークエンス技術の飛躍的な発展は，遺伝子配列をもとに試料中の微生物群集構造を短時間のうちに解析することを可能にするなど，微生物迅速解析のための基盤が構築されている．本参考情報では微生物迅速試験法の原理と応用分野を紹介し，また利用に当たっての考慮すべき点を述べる．

1. 測定対象及び測定原理

名称	測定対象	原理・特徴	測定装置の例
1) 直接測定法			
固相サイトメトリー	菌体	フィルターなどの担体に捕捉した細菌が発するシグナルを直接的に検出する．染色剤を選択することにより，生理活性等にかかわるシグナルを得ることもできるほか，自家蛍光を利用することもある．また特定の細菌を選択的に検出するため，遺伝子プローブや抗体，また蛍光標識したファージなどを用いることがある．検出・測定装置として，蛍光顕微鏡やレーザー顕微鏡などを含む，種々の光学検出・測定装置を用いる．	蛍光顕微鏡 レーザースキャニングサイトメーター等
フローサイトメトリー	菌体	流路系を通過する細菌が発するシグナルを直接的に検出する．染色剤を選択することにより，生理活性等にかかわるシグナルを得ることもできるほか，自家蛍光を利用することもある．また特定の細菌を選択的に検出するため，遺伝子プローブや抗体，また蛍光標識したファージなどを用いることがある．検出・測定装置として，種々の光学検出・測定装置を用いる．	フローサイトメーター等
2) 間接測定法			
免疫学的方法	抗原	細菌がもつ抗原に特異的な抗体を反応させ，発色や蛍光を目視やマイクロプレートリーダーなどで測定する．簡便なものには免疫クロマトグラフィーがある．	免疫クロマトグラフィー マイクロプレートリーダー
核酸増幅法	核酸	微生物がもつ核酸を，対象とする微生物に特異的なプライマーを用いて増幅し，検出する．定量的PCR法を用いることにより，定量も可能である．	電気泳動装置 定量PCR装置
生物発光法・蛍光法	ATP等	菌体内のATP等を酵素反応による発光現象・蛍光現象をもとに測定する．	発光測定器 蛍光測定器
マイクロコロニー法	増殖能（マイクロコロニー）	コロニー形成初期のマイクロコロニーを検出・計数する．平板培養法と同じ培養条件(培地組成，温度等)を使用できる．	蛍光顕微鏡等
インピーダンス法	増殖能（電気特性）	細菌が増殖の際に培地成分を利用し産生する代謝産物の増加により生じる電気特性の変化を利用する．	電気計測器
ガス測定法	増殖能（ガス産生等）	細菌の増殖に伴う二酸化炭素の産生や酸素の消費等のガス量の変化を利用する．	ガス測定器 培地の呈色反応
脂肪酸分析法	菌体脂肪酸	細菌の種類によって菌体脂肪酸組成が異なることを利用する．	ガスクロマトグラフィー
赤外吸収スペクトル測定法	菌体成分	菌体に赤外線を照射し，その赤外吸収スペクトルパターンを利用する．	フーリエ変換形赤外分光光度計
質量分析法	菌体成分	菌体成分を質量分析計により測定し，データベースと照合して解析する．	質量分析計
フィンガープリント法	DNA	試料から抽出したDNAを制限酵素で切断し，DNA断片の泳動パターンを利用する．データベースと照合することにより同定が可能である．またT-RFLP法では群集構造解析が可能である．	電気泳動装置
ハイスループット・シークエンシング	核酸	試料中に存在する多種多様な細菌から抽出した核酸の配列を決定し，その情報をもとに群集構造を解析する．	シークエンサー等

注）PCR：ポリメラーゼ連鎖反応　　T-RFLP：末端標識制限断片長多型分析

2. バリデーション

機器の適格性評価に当たっては，それぞれの測定法で測定対象とする標準試料を用いて実施する．すなわち，直接測定法においては標準菌株，間接測定法においては検出対象となる成分等とする．

試験方法のバリデーションに当たっては，測定対象が細菌

数・細菌量測定の指標となる科学的根拠を明らかにし，従来法と比較して優位な点と共に，利用に当たって考慮すべき点についても明らかとすることが望ましい．また標準菌株を用いたバリデーションの結果は，従来法がある場合は従来法と比較し同等以上であるべきだが，測定原理が異なることより必ずしも相関関係を求める必要はない．環境中に生息する細菌の検出を目的とする場合，より合理的な結果を得るためには，試験に用いる標準菌株の生理状態を可能な限り環境中での状態に近似させることが望まれる．

3. **応用分野と考慮すべき点**

微生物迅速試験法は幅広い分野での応用が期待されるが，測定対象及び測定系が従来法とは異なるため，これまでに蓄積したデータとの相関を得られないことがある．従来法と同等以上の能力を有することを確認することが原則であるが，微生物迅速試験法により新たな管理方法が考案され，従来法がない場合には，その妥当性を検証して微生物迅速試験法を用いることができる．

微生物迅速試験法は短時間のうちに結果を得ることができるので，製品試験，環境モニタリング，バイオバーデン試験，原材料管理などをリアルタイムに実施でき，工程管理の新たな方法として活用が期待される．警報基準値(アラートレベル)，処置基準値(アクションレベル)などは得られたデータを元に傾向分析を通じて設定することができる．

応用分野の例を以下に示した．
・製薬用水の品質管理
・製造区域の微生物評価
・無菌試験
・微生物限度試験
・保存効力試験
・原材料受入試験
など

引用資料

1) GUIDELINE ON HUMAN CELL-BASED MEDICINAL PRODUCTS. EMEA/CHMP/410869/2006, 21 May 2008.
2) EP 5.1.6. Alternative Methods for Control of Microbiological Quality. 2008.
3) EP 2.6.27. Microbiological control of cell-based preparations, 2015.
4) Guidance for Industry: Validation of Growth-Based Rapid Microbiological Methods for Sterility Testing of Cellular and Gene Therapy Products. FDA/CBER, February 2008.
5) 21 CFR Part 610, Section 610.12 Sterility, 2015.
6) Kelsey J.C.: Lancet ii: 1301-1303, 1972.
7) 佐々木次雄：無菌医薬品の概要；無菌医薬品の無菌性保証水準の推移, 医薬品医療機器レギュラトリーサイエンス, 44(11), 905-910, 2013.
8) 佐々木次雄, 岩田浩明, 栃木公太, 久保田真由美：医薬品製造用細胞基材に対するマイコプラズマ否定試験法の問題点, 医薬品研究, 39(5): 299-309, 2008.
9) バイオテクノロジー応用医薬品／生物起源基材医薬品の製造に用いる細胞基材に対するマイコプラズマ否定試験, 第17改正日本薬局方参考情報, 2016.
10) 2.6.7. Mycoplasmas, European Pharmacopoeia, 2008.
11) 小林央子：核酸増幅法(NAT法, PCR法), 佐々木次雄, 棚元憲一, 川村邦夫編集「新GMP微生物試験法」, p. 186-189, 2013.
12) 那須正夫, 山口進康：微生物迅速検出法, 佐々木次雄, 棚元憲一, 川村邦夫編集「新GMP微生物試験法」, p.489-506, 2013.
13) Van Kuppeveld, F.J.M., *et al.*: Appl. Environ. Microbiol., 60, 149 (1994).

［佐々木 次雄］

索　引

アルファベット索引

A
Adsorbent Polymeric Beads	55
APB	55
ATP 確率分布モデル	75,76
ATP 管理基準値	76,85,86
ATP 迅速測定装置	72
ATP バイオルミネッセンス法	46

B
BI	90
BLAST 解析	37
BLAST 相同性検索	25

D
DNA 塩基配列	24

E
EP	6,13

F
FTIR 法	12

G
GMP	24,108
Good Manufacturing Practice	24

I
INSDC	25
IQ	96,103

L
Limit Of Detection	61
LOD	61

M
MALDI-TOF MS	12,24,30,31
Most Probably Limit of Detection	61
MPL	61

N
NADH	66,68
NAT	5,35,37

Q
OQ	96,103,104

P
PAT	72
PCR	25,35,72
PIC/S Guideline Annex 1	4
PQ	96
Process Analytical Technology	72

R
RABS	7
Real Time Release Testing	72
RO 水	20
RSTM 培地	49
RTRT	72

T
T-RFLP 法	12

索 引

U
URS　　101,102
USP　　13

V
VPC　　18,23

W
WFI　　6
WFI 製法　　7

和文索引

ア
アイソレータ　　7
アクションレベル　　23,76
アラートレベル　　23,75,87
安全管理　　100

イ
遺伝子法　　25
医薬品，医療機器等の品質，有効性及び安全性の確保等に関する法律　　35
インピーダンス法　　12
インラインモニタリング　　20

ウ
ウイルス安全性試験項目　　37
ウイルス検査系のバリデーション　　37
ウイルスの迅速検査法　　36
ウイルス・マイコプラズマ否定試験　　112
ウイルス由来シークエンス　　38
運転時適格性評価　　96

エ
液状チオグリコール酸培地　　49
エタノール-ギ酸抽出法　　31

エンドトキシン　　24

オ
欧州薬局方　　6,13
汚染回収率　　7
汚染菌検出感度　　4
汚染率　　3,108

カ
開放系フィルターユニット　　49
核酸増幅検査　　35
核酸増幅法　　11,36
ガス測定法　　12
環境細菌　　66
環境モニタリング　　7,68,69,88,111
間接測定法　　10,11
管理基準値　　75
管理戦略　　101

キ
機器の適格性評価　　104
基準株　　25
逆浸透膜水　　20
キャリーオーバーコンタミネーション
　　40,41
菌類の同定　　29

ケ
蛍光顕微鏡　　18
蛍光染色法　　72
蛍光法　　11
系統解析　　25
警報基準値　　23
血液製剤のウイルス安全性確保を目的とした核酸増幅検査（NAT）実施に関するガイドライン　　37
血清療法　　106
嫌気性菌　　55

検出限界	52, 61

コ

好気性菌	55
交叉汚染	69, 74
国際塩基配列データベース	25, 26, 27
国際原核生物命名規約	26
国際藻類・菌類・植物命名規約	29
国際的標準品	37

サ

細胞基材製品	116
細菌	8
細菌検出性能	20
細菌・真菌の同定法	8, 112
再生医療安全確保法	35, 37
再生医療新法	35
再生医療推進法	35
再生医療等製品	35, 37, 116
細胞内成分分析法	14
細胞培養加工施設	69
サブロー・ブドウ糖カンテン培地	49
サンプリングポイント	6, 78, 85
散乱光	67

シ

自家蛍光	66
自家蛍光物質	18
質量分析計	62
質量分析法	12
脂肪酸分析法	12
循環ライン	78
処置基準値	23, 75
真菌	8
迅速マイコプラズマ否定試験法	41
迅速無菌試験法のバリデーション方法	110
迅速無菌試験用培地	49

ス

据付時適格性評価	96

セ

製薬用水の微生物管理試験	5
性能適格性評価	96
生物学的粒子	66
生物細胞	68
生物発光法	11
生物粒子計数器	18
製薬用水	110
製薬用水システム	78
赤外吸収スペクトル測定法	12

ソ

ソイビーン・カゼイン・ダイジェストカンテン培地	49
ソイビーン・カゼイン・ダイジェスト培地	49
増殖法	14
相同性検索	27

タ

大気中の細菌群集構造解析	14
タイプ標本	25
タイプ由来株	25

チ

チェンジオーバー	88
注射用水	6
中和能	59, 60
直接測定法	10, 11, 14

ツ

通性嫌気性菌	55

索 引

テ
定量ストリップ	39,40
電気泳動	11

ト
特定細胞加工物	35,37
トリプトファン	66,68

ナ
生ワクチン	112
生ワクチンに対するマイコプラズマ否定試験	112

ニ
二項分布	61
日本薬局方	10

ハ
バイオセーフティ	107
バイオパーティクルカウンター	66
バイオバーデン管理	5
バイオバーデン試験	46,47,49
バイオロジカルインジケーター	90
ハイスループット・シークエンシング	12
ハイブリダイゼーション法	36
培養不能菌	72
発育支持能	59,60
バリデーション	96,101,103

ヒ
微生物汚染	24
微生物群集構造解析	12
非生物細胞	68
微生物の同定	25
微生物粒子	68
非無菌経口剤製造エリアの環境モニタリング	84
非無菌経口製剤の製薬用水の水質モニタリング	77
表現形質法	8
標的遺伝子	35
標的遺伝子領域	35

フ
フィンガープリント法	12
フーリエ変換赤外分光光度計	12
不活性粒子	66
プライマー	28
フラビン	66
フローサイトメーター	18
分子系統解析	25
分析法バリデーション	96,103,104

ヘ
米国薬局方	13

ホ
ポアソン分布	61
保守点検	100

マ
マイクロコロニー法	11
マイコプラズマ否定試験	5,123
マイコプラズマ否定試験法	40
膜法	7
末端標識制限酵素断片多型分析法	12
マトリックス支援レーザー脱離イオン化飛行時間型質量分析計	12,30
マルチプレックス法	41

ム
無菌試験の感度	3
無菌試験法	117
無菌性保証水準	3

メ

免疫学的方法	11
メンブランフィルター法	46

モ

網羅的ウイルス検査	38

ヤ

薬機法	35

ユ

ユーザー要求仕様書	101,102
ユースポイント	78

リ

リアルタイム PCR 法	35,41
リスク抽出	97
リボソーム DNA	29
リボソーム DNA 塩基配列	25
リボソーム RNA 遺伝子	24
リボフラビン	18,19,68

ル

ルシフェラーゼ発光反応	74

第17改正日本薬局方参考情報新規収載

微生物迅速試験法
バイオ医薬品等の品質管理のための実践ガイド

定価　本体10,000円（税別）

平成28年8月31日　発　行

監　修　　佐々木 次雄（ささき つぐお）

編　集　　一般財団法人　医薬品医療機器レギュラトリーサイエンス財団

発行人　　武田 正一郎

発行所　　株式会社　じ ほ う

　　　　　101-8421　東京都千代田区猿楽町1-5-15（猿楽町SSビル）
　　　　　電話　編集　03-3233-6361　販売　03-3233-6333
　　　　　振替　00190-0-900481
　　　　　＜大阪支局＞
　　　　　541-0044　大阪市中央区伏見町2-1-1（三井住友銀行高麗橋ビル）
　　　　　電話　06-6231-7061

©2016　　　　　　　　　　　　　組版・印刷　　（株）日本制作センター
Printed in Japan

本書の複写にかかる複製，上映，譲渡，公衆送信（送信可能化を含む）の各権利は株式会社じほうが管理の委託を受けています。

JCOPY ＜(社)出版者著作権管理機構　委託出版物＞

本書の無断複製は著作権法上での例外を除き禁じられています。
複製される場合は，そのつど事前に，(社)出版者著作権管理機構（電話 03-3513-6969, FAX 03-3513-6979, e-mail：info@jcopy.or.jp）の許諾を得てください。

万一落丁，乱丁の場合は，お取替えいたします。
ISBN 978-4-8407-4872-8